Fundamental Energy

原能量
穿梭时空的身心疗法

王曙芳 著

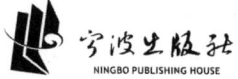
宁波出版社
NINGBO PUBLISHING HOUSE

献给我的父亲和母亲

致　谢

本书的诞生，首先得特别感谢所有在能量心理治愈上启发我的老师 Andy Hahn、Brugh Joy、Tapas Fleming、Gary Craig、Roger Callahan、Phil Mollon、Donna Eden、Vianna Stibal、Stephen Brook、Janet Thomson、Claudio Naranjo、Helen Palmer、Tom Kenyon、Barbara Ann、Hjálmar Jónsson；引导我探索内心与生命的灵性导师 Hazrat Inayat Khan、Puran Bair、Susanna Bair、Thich Nhat Hanh、Elijah Imalay；这三年来一直给我打气的友人 Fredrik Nornemark、Caroline Dale、Victor Marino、Christopher Head、Simon Linzell、Tony Dickinson，郑家明、谢文宜、杨索、许悔之、杨菁；对本书的写作和架构给予我宝贵意见的挚友张小虹和蔡珠儿。而如果没有好友王浩威三年前提议我书写此书，邀请我写作的心灵工坊总编辑王桂花，还有在我严重拖稿之际仍锲而不舍、温柔敦促我的编辑周旻君，这本书根本不会出现。最后，由衷感激为此书定调裁衣的杨雅棠，他在我不断更新内容和截稿的压力之下，依然气定神闲，完成绝佳设计，让本书读来赏心悦目。除此之外，一定要答谢的是我所有的个案和学生，因为他们给我机会，见证许多精彩动人的生命故事，他们每个人都是我的老师。差点忘了，也得谢两只常坐我腿上打鼾、陪伴我写作的猫，Rami 和 Elka。

能量心理学将开启你通向自由的密码锁

Amanda / AFRT 释放法创始人、疗愈的花瓣自助平台创办人

如曙芳一样,我也是由于自身病痛与情绪困扰,莫名其妙地走上这条探索之路,莫名其妙成为推广能量心理学大军中的一员。我深深认同,生命中有一种像极了"道"的莫名其妙,其间蕴含巨大的推动力,非人脑所能理解,超出你我控制。这股力量,推动我们看到灵魂深处的渴望和天命所归。因为生命的秘密无法完结,它会在某个关口体现出天意的幽默性和正确性——帮助我们颠覆以往那深受局限的认知和充满惯性的生命套路。

读《原能量》,我体验到一种前所未有的刺激与激动!这本书信息量巨大,集结了众多能量疗愈法的佼佼者,详细讲解了 TAT、EFT、肌肉测试和 GSH 等前沿疗法的使用程序,同时结合大量案例与延伸学习的推荐,是一本值得专业人士读上几遍都不算多的疗愈宝典。我不知道曙芳是怎么做到的,我读这本书总感觉趣味盎然、意犹未尽,完全没有读其他专业书籍时所感到的枯燥乏味!我不仅会边读边停下来用书上的方法小试牛刀,更会标注一些书中提到的专家做延伸阅读。书中的每一个章节都值得细细品味推敲,书中的每一个方法,都是直指自由的通道。

我特别要感谢这本书的地方,是它帮助我开发出了新的疗愈体系和方

法,从而让很多卡在修行和疗愈路上的朋友受益。在读第一遍的时候,我通过书中讲到的GSH发展出了今天的"业力个案",帮助案主进入自我的身体去疗愈和解决祖先残留的问题,同时也通过对这个方法直觉领悟,释放了我的外祖母(因地震死亡)的创伤信息。读第二遍是我在深度闭关和创作一套网络课程的时候,书里面对于心理逆转的详尽解读帮助我发展出一套针对"极度抗拒"人群的处理办法。

我感觉这本书是将会破冰现今心理咨询师所面临的"效果不明显"之困境。这是一本为专业人员深入探索与提升的书,不仅仅适用于走在自我探索与疗愈路上的人群,更是给众多心理咨询从业者指明方向。毋庸置疑,能量心理学必将引领中国的心理学界走向更高的层次。随着《原能量》的上架,更多的专业咨询师会拓展自我的视野,同时收回过于依赖头脑或是过于依赖高能量的模式,将力量收回来,扎实地关注身体的感受,从最落地基本的内容上探寻疗愈的线索。

曙芳对能量疗愈的贡献,不是言语可以尽述的。她作为通晓多国语言的华人,跨越了不同文化的障碍,以一位探索者的角度还原能量疗愈法的精髓,开放而有趣。她的《原能量》最终来到中国,将很多疗愈方法公开化、平民化、公益化,真是功德无量。正是因为能量心理学的各种疗法将引领未来疗愈界的大方向,作为炎黄子孙的我们,何不肩负起推广与传播的重任!

推荐序 2

能量心理学将带给我们什么新玩意？

王浩威 / 专职心理治疗师、作家

认识曙芳已经是很久的事了。还在大学时，当大家都还是文艺青年的时候，就通过朋友间接地互相认识。后来，她到《中国时报》工作，我成为她的作者之一，往来更密切。后来她到了英国，我去伦敦还会找她带路去酒吧等地方听音乐、一起玩。那时候的她是朋友中一个重要的桥梁，因为她熟悉欧陆许多重要的乐团，甚至还跟他们巡回演出。我们一直以为她将成为一位了不起的音乐制作人，将欧陆和亚洲的音乐成功地结合起来。然而，正如她在书里面所写的，这个梦想终究还是失败了。

现在回想起来，那个音乐的梦想还是相当迷人的。如果晚个十来年，也就是现在，文创变成人人熟悉的名词，是投资客的热门话题，连政府都认为是产业的终极捷径，我想曙芳是每个人都抢着认识的炙手可热的人物。

只是可惜她早了十来年。

曙芳总是比别人来得早，她离开音乐后进入的能量心理学领域也是如此。这许多年来，每次她从英国回来，总会和我们分享各种不同的学习心得。我们也看着她，从一个门外汉变成圈内人、治疗师，然后成为一个了不起的训练师。能量心理学也好，能量医学也好，都是新大陆，对我这样一个学医兼心理学背景的专业人来说，总是有点让人心惊肉跳的。然而，因为工作的缘故，经常要接触心理学和精神医学的新领域，尽管它们充满不确定的假设，我知道那也是人类未来可能性的潜在陆块。

在我们的西方医学训练背景里，能量心理学这个名词带有多重联想，而且通常都不是正面的。首先，它是一个抽象的名词，是无法实证的，若套上西方对科学的定义，它就是不科学的。其次，它是一个东方色彩十分浓厚的名词，总是和针灸、太极、穴道、经脉等等牵扯在一起。

然而，这样的想法其实又是窄化以后的西方观点。

真正的西方医学或心理学是十分多元的。任何一个到阿尔卑斯山山麓旅行的游客，不管是到了意大利、奥地利，还是瑞士和德国，都会惊讶地发现小镇上许多历史悠久的草药药房或另类疗法诊所，而这些知识都没有写进西方医学的教科书里。我们在台湾也好，在大陆也好，在任何一个非西方角落所接受的西方教育或知识，其实都是经过选择以符合狭义科学定义的医学，许多非正统的西方医学也就不为人所知了。

然而能量医学或是能量心理学，其实都是西方多元传统的一支。

古希腊哲学家亚里士多德两千多年前就提出了潜能性和实现性（Potentiality/Actuality）的二元观念，来解释包括心理在内的大自然种种物理、生理等现象。而这样的概念当中就隐藏着心理能量的观念。从此，关于（心理）能量的这些讨论持续不断。十七世纪，继承且批判笛卡尔心物二元论的英国哲学家亨利·莫尔（Henry More, 1614–1687）在《柏拉图的心灵之歌》（Psychodia platonica）中进一步提出心灵能量是出现在心灵每一个念头内的主张。在这些传统下，心理学的发展也继承了这一切。

弗洛伊德在维也纳大学医学院毕业后，进入生理实验室追随布吕克（Ernst Wilhelm von Brücke, 1819-1892）这位伟大的生理学家和物理学家，他的观念影响了弗洛伊德精神分析的想象。他在《自我与本我》中，用能量的观念来建构力比多的概念，确定了日后理论的发展方向，成为精神分析的基本精神之一。荣格则在《心灵能量》（Psychic Energy）中进一步叙述，因此影响了稍晚的阿德勒以及日后克莱恩等人的精神分析理论。

在精神分析的发展过程中，甚至整个心理学发展过程中，生理和心理的能量是一直在场的，两者对生理和心理产生作用的机制也是圈内不断在讨论的。以精神分析师亚伯拉罕的学生亚历山大（Fraz Alexander, 1891-1964）为首所提出的身心医学是一种切入的方式，弗洛伊德的二代弟子赖克（Wilhelm Reich, 1897-1957）提出生物能量相关的理论也是一种方式，而荣格学派始终视这领域为主角，发展出许多相关理论，也带出很多心理治疗流派。

究竟能量心理学能不能在心理学里开辟出一个天地，甚至占有一席之地，仍是很难预期的。然而，可以确定的是，能量心理学将带给我们更多的可能性，拓展心理学和心理治疗原来的领域，甚至更了解生物的身和心和外界环境之间的奥妙关系。如果说能量心理学是人类心理学可能的未来，一点也不夸张。

我很高兴看到曙芳能够将她多年的经验整理成书，以个人的经验穿梭其中，为中文世界的读者梳理出能量心理学的发展现状。

这一本书，正是目前想要继续扩展的台湾心理治疗学界所需要的，相信那些持续思考而且质疑临床工作的有限性的同业朋友，都会同意我这样的说法。

推荐序 3

在能量疗愈中，我们相遇

谢文宜 / 实践大学家庭研究与儿童发展学系副教授

　　第一次认识曙芳，是通过友人介绍的，及肩的长发，黝黑清澈的双眸，漂亮的脸蛋，穿着轻松自在又浪漫，既优雅又热情地谈着她正在筹划的音乐专辑，声音沉稳、好听，虽然我对于他们正在谈论的音乐一点也不懂，但就是忍不住欣赏面前这个聪慧美丽又有自信的女人，而且她也很细心体贴，总是不忘用她的方式同时照顾到初次见面坐在一旁的我。她的存在让我觉得放松、被信任及舒适，那时候心里曾闪过一个念头，这个人蛮适合做助人工作的。没想到几年之后，她真的走上疗愈者这条道路，而且以此为专业，让我不得不佩服老天巧妙的安排！

　　当我拿到这本书的书稿时，一开始阅读便觉得好难放下，曙芳真是个说故事的好手，跟随着一个又一个引人入胜的实际案例，带出一种接一种令人赞叹的能量治疗法，让我好几次忍不住跟着她的描述，试着自我疗愈，那种感觉很像是回到小时候，进到一个充满各式各样五彩缤纷的糖果屋一般，好奇、兴奋，每种都想要尝试。但是这当中让我最感动的，是她和通灵者贝瑞巧遇的那一段，当贝瑞告诉她从事疗愈工作才是她的天命时，她描述着："贝瑞的话如雷轰顶，把我的世界炸得七零八落。好不容易花了十多年的时间建构起音乐的专业领域，就要这样放弃吗？我才不服。"她后来恸哭了二十多分钟，"他说的话完全不合逻辑，离我的理性经验太遥远，可是，内在某部分的我直觉知道他说的是真的"。于是，她开始"一步步往一个全新的方向走去"。短短的一两段话，但却令我热泪盈眶，这是需要多大的勇气以及信任，才能够跨出这一大步！Follow the flow，顺流，听起来很容易，做起来却是相当困难的，因为我们的我执总是想要坚持用自己的方式，达到自己早已设定好的目标，哪能轻易被影响或改变？即使上帝现身在我们面前，告诉我们得放弃原本的理想并换个方向，我们说不定事后还怀疑那不是上帝，而是一个幻觉，这就是人类的通病。曙芳能够放下自己的理性与经营多年的梦想，顺流去追寻新的方向，谦虚地从头学起，终究也走出一条顺应天命的大道，这一点是让我十分佩服且羡慕的。

当曙芳刚开始回台湾分享所学时，由于她家在南部，上台北时曾经有几次住在我家，也因此有更多时间跟她讨论能量治疗的议题。其实我本身在多年前也曾学习过EMDR（眼动减敏与历程更新治疗）和TFT（思维场治疗法），亲身体验过这些方法的神奇效果，另外也多年跟着POV（Psychology of Vision）的恰克及兰西·史匹桑诺两位老师学习身心灵方面的疗愈，因此对这些能量治疗的方法不算陌生，曙芳带来的治疗方式如TAT和GSH，除了整合传统的心理治疗、身体的记忆及能量疗愈之外，更加入了灵性的观照，这是我所喜爱的，我也有幸跟着她有些新的学习与体验。还记得有几次她和我就坐在我家的客厅地毯上谈心，她还用这些方法帮我做了几次疗愈，现在想起来依然很感恩有这样的机缘。后来曙芳很认真地在台湾训练了一批学生，目前已经有几位获得认证。年初有一段时间由于自己经历了一些令人难以解释的状况，身心深受外来能量的干扰，虽然生活中并没有发生任何事，却是随时随地会莫名地伤心落泪，令我不堪其扰，很感谢当时曙芳在台湾的三位高徒联手帮我做了GSH，让我的身心有种重获自由的释放。

传统的心理治疗是不太谈能量的，更不会有鬼魂、外灵或前世之说，近两年因为练习瑜伽和气功，身体的敏感度增加不少，较能够觉察到能量在身体中的变化，也因此更清楚曙芳在书中所谈到的许多状况的存在，惊觉之前和有些个案在进行心理治疗时所面临的某些挑战，有可能根本不全然是个案的问题。我开始意识到当身体中有能量卡住无法疏通时，健康也会受到损伤，或是当我接触到充斥过多负面能量的人，又不小心接收到自己体内时，是会对情绪产生极大影响的，通过一些简单的能量治疗技巧，能够较轻易地排除这些不属于我的负面能量，而使情绪重归平衡，这对于经常与人交心、工作的我是助益良多的。接触到能量治疗，不但拓展了我在心理治疗中的视野，更让我在助人工作上多了一些可以运用的资源与工具。很开心曙芳终于将她所学到的一切写下来跟大家分享，相信这本书能够帮助到更多人，也会让大家更了解与贴近自己能量的状态，进而理解它的奥秘与神奇之处。

目录

推荐序 1　能量心理学将开启你通向自由的密码锁／Amanda…01
推荐序 2　能量心理学将带给我们什么新玩意？／王浩威…03
推荐序 3　在能量疗愈中，我们相遇／谢文宜…06

第一部

航向未知的自己

一开始……5
一个不堪回首的结束……5
丧失的创伤……7
巧遇通灵者贝瑞……8
航向生命的未知……9

闯入能量心理学……12
我要打开神奇魔力！……13
幻术，催眠，还是走神？……15
搭上疗愈的特快列车……16

沙滩上的EFT……17
皮肤炎真相大白……18

梦境和记忆……20
外婆的秘密……21
身体是庞大记忆储藏库……23
家族累世的创伤记忆……24
场域没有开始也没有终结……26

身体意识的苏醒……29
身体成为无意识沟通的频道……29
透过身体感知问题根源……31
身体"重演"超时空的故事……32
觉察身体要跟你分享的事……35
　　个案故事——不断弯曲的脊椎……35

恍若隔世……37
身体是通往前世记忆的最佳途径……41
场域之谜……42
形态场可以传递与分享讯息……44
前世印象的根源……46
前世记忆的启动……48

个案故事 —— 前世今生混淆的观点 ……49
前世叙事带来新的观望角度 ……51
灵魂的后创伤后遗症 ……52

第二部

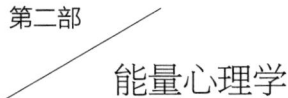

能量心理学

缘起和演化 ……57
对高效率疗愈的疑虑 ……60
中医的医病观 ……61
古德哈特的意外发现 ……62
不按牌理出牌的医师 ……63
情绪与十二经络 ……65
能量心理学的夏天 ……67
　　个案故事 —— 三分钟心理魔术 ……68

思维场疗法 —— TFT ……71
玛丽的恐水症 ……71
调谐思维场 ……73
传统心理学界的反弹 ……75
　　个案故事 —— 恐蛇症 ……76

情绪释放的技巧 —— EFT……78

举重若轻的语言重组……79

EFT 的基本法则……80

简易的情绪调理技术 —— SET……82

  个案故事 —— 离家的焦虑……83

  个案故事 —— 减轻身体疼痛……85

EFT 和 TFT 的异同……86

塔帕斯穴位指压疗法 —— TAT……88

执行 TAT……89

TAT 如何起作用？……90

改变你和问题之间的关系……92

TAT 与灵性进化……93

  个案故事 —— 被石灰覆盖的人生风景……93

  个案故事 —— 境随心转……95

TAT 和 EFT 的区别……96

自我疗愈导引 —— GSH……98

心灵革命与身体意识……98

安迪·哈思构思的疗愈地图……100

探索身体的智慧……101

兼容并蓄的世界观……103

个案故事 —— 喜欢 salsa 的鬼 ……104

　　个案故事 —— 一份冗长的工作清单 ……105

肌肉测试 —— 探询无意识的方法 ……110

连接一个巨型资料库 ……111

超越时空的"人体灵摆" ……113

怎么做肌肉测试？ ……114

设定测试的层次 ……117

沉默的测试法 ……118

辨识沿袭自家族的问题 ……119

为什么做肌肉测试？ ……121

让测试失误的因素 ……122

肌肉测试的陷阱 ……123

肌肉测试无言以对的时候 ……124

意图会影响测试结果 ……125

　　个案故事 —— 巧克力与情人 ……126

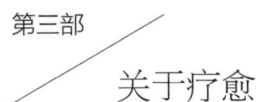

第三部

关于疗愈

生命永恒的推手 —— 创伤与疗愈 ……131

无法代谢的经验 ……131

创伤写入身心系统 ······ 132
　　个案故事 —— 被忘却的饥饿 ······ 133
身心缠绵纠结 ······ 134
疗愈需要追本溯源吗？······ 137
"疗愈"与"治愈" ······ 138
疗愈的速度 ······ 139
过敏与创伤的关联 ······ 140
创伤是必要的 ······ 141

当治疗不起作用 ······ 142
心理逆转影响治疗成败 ······ 142
辨识心理逆转的方法 ······ 144
　　个案故事 —— 各有主张的"部分"自我 ······ 146
平衡心理逆转的方法 ······ 148
日常中的阻碍现象 ······ 152
注意内在的窃窃私语 ······ 153
继承而来的创伤和态度 ······ 154

这一切经得起检验吗？······ 156
崭新的治疗模型 ······ 157
能量心理治疗的证据 ······ 158
临床疗愈的反馈 ······ 159

几个系统化的实验 ⋯⋯ 160
　　自然灾难和战后创伤 ⋯⋯ 162
　　脑波和心跳 ⋯⋯ 165

疗愈的变迁 ⋯⋯ 167
　　能量心理学的演变 ⋯⋯ 167
　　穴位不再是疗愈的必要条件 ⋯⋯ 168
　　疗愈和灵性融合为一 ⋯⋯ 169
　　心的能量和呼吸 ⋯⋯ 172
　　各擅胜场的疗法 ⋯⋯ 173
　　讯息疗法 ⋯⋯ 175
　　光和声音的振动疗法 ⋯⋯ 176
　　想法和意识的疗愈力 ⋯⋯ 180
　　疗愈不同层次的意识 ⋯⋯ 181

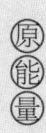

原能量是我们的本质,我们的基础和源起。

原能量也是无限的潜力,联系万物的精微网,牵动宇宙的意识力。

疗愈其实是一段自我觉察,找回自己原能量的旅程。

在旅途中,你不断剥除对自己无益的想法和观点,重整生命因受创、震惊而扭曲或错置的能量讯息。

你穿梭时空,更新记忆,让受阻的能量流转,修缮破裂的能量场,使自己恢复完整。

启动原能量,就是跟自己真实地在一起,重新记得你是谁。

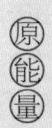

　　本书的写作受很多疗法的启发,为了协助大家明白这些疗法的使用方式和其可能性,书中尽可能忠实呈现这些方法学,然而,对于这些方法及其原理的描述纯粹是作者个人的理解与观察,并不代表各方法发明者的意见。

　　关于这些方法的陈述并不是为了要教导读者使用这些方法,仅是为了加深读者的认识。意图使用这些方法进行疗愈的个人或从事治疗的工作者,必须进一步寻求适当而且深入完整的学习,才能确保安全及正确的使用。本书相关章节注释当中所列出的网站,读者可以查询课程消息,或与得到认证的训练师取得联系。

　　书中所陈述的任何方法与见解,并不意图取代任何适当的医疗保健。

第一部
航向未知的自己

皮肤病向我大肆进攻,
为了寻求疗愈和解答,
我踏上一个新的旅程。
这一段旅程把我的生命引领到一个瑰丽神奇的世界,
我之所以为我的一切抛入未知的虚空……

一开始

一开始是因为身体突然起疹子，浑身奇痒无比。起先以为只是寻常的天干物燥引起的皮肤过敏。英国水质不如台湾地区，自打来到英国，每逢秋冬，皮肤便干裂发痒，得抹特殊乳液 E45 才得以止痒。可这次乳液擦了好一阵，毫无改善，皮肤让我抓得伤痕累累，只得去看家庭医生。医生开抗过敏的药给我吃，拿消炎药膏给我擦，连洗澡的香皂都是特殊配方制成的，避免刺激皮肤。这么小心呵护，疹子仍愈演愈烈。做了各式抽血化验都找不出原因，最后，医生摊开手，表示爱莫能助。我不得已改看中医。针灸、煮草药，又搞了一阵，皮肤炎依然茁壮顽强。

它悄悄地从大腿蔓向小腿，又往上攀爬至小腹。那年的夏天我没穿过裙子，整个下半身满是密密麻麻的红疹，乍看触目惊心。

我的皮肤像是愤怒的橘子皮，赭红龟裂，无声嘶喊着我所不了解的情绪。

既然中西医学都不再能够帮助我，我只得开始探索其他的疗愈方法。那时，我不只想要卸除这个病况所带来的不适，我还想明白它所为何来。

一个不堪回首的结束

在这不久之前，我是个独立制作唱片公司的负责人，合伙人是台湾一家影音公司。我们花了五年的时间和精力企图打造自己的品牌。当时的计划是，所有的录音企划与制作由我在欧洲完成，而擅长推广的伙伴则负责 CD 的压制、包装和行销。

孰料，这计划一开始便出现许多问题。首先，新公司默默无闻、资金有限，我并没有条件邀请知名乐手合作，仅能物色深具潜力、才刚崭露头角的新乐手。殊不知新乐手的成熟其实需要更多时间和金钱的投资。再者，伙伴能够操作的行销范围仅止于台湾，对于欧洲市场的销售和媒体他鞭长莫及。虽然欧美的评论家给予我们的音乐很高的评价，我也很快据此建立起整个欧洲的代理网络，但 CD 销售量并没有大步跟上。

我的音乐品味并不通俗，走的是小众路线，虽然能够吸引欧洲某个族群，到了台湾却和本土音乐市场的需求有很大隔阂，推动上很困难。

五年之后，时逢二十一世纪初，全球唱片市场急剧衰退，整个影音产销结构进入翻天覆地的重整时期。就如同许多公司，台湾伙伴也面临进军大陆的抉择，为了集中资源，他们决定砍除这个还在亏损状态的英国唱片公司。

这个决定并不叫人感到意外。

只不过，整个结束过程很粗暴。我才签署合约，让渡所有唱片公司的权益，便收到台湾当时新聘的总裁写来的一封信。信里文字尖酸刻薄，他把唱片公司的经营失败完全归咎于我，无视于我被赋予的工作条件或先前的分工协议。可是，让我最难过的，莫过于台湾伙伴们似乎沉默认可这一封充斥着人身攻击的信，没有人挺身而出。我煎熬了几天之后，终于呈上一封客气的辞呈，以身心疲累为由，永远离开了那家公司。

丧失的创伤

当时的决定是情势所逼,对于我所制作的音乐,我其实万分不舍。

我知道我离开之后,这些音乐凶多吉少。接手的人并不解它们的宝贵之处,也不识它们在市场的独特卖点,更遑论行销产品。当时,我并不知道如何整顿自己这些复杂的情绪,只好把它们全部隔绝,置放在意识的阁楼中。把自己制作的 CD 收纳在架上最不起眼的地方;不再看见,不再想起,甚至不再聆听那些音乐。

后来接触了心理学才知道,我那时所经历的是严重的丧失的创伤。失去对自己而言意义重大的事物所导致的空洞感,伴随很深的沮丧与愤怒,啃噬着我。由于得不到正常途径的抒发,转而通过皮肤来宣泄。

可是,个性里有执拗不服输的一面。当时的我想要重新打造一个独立音乐品牌,并且认定这次我要拥有全部主导权。台湾的好友听了我的计划,主动表示要帮我向财团募款,他认为,就这样放弃好不容易在欧美建构的发行网络和媒体关系太可惜。这位朋友交友甚广,然而,募款计划因故一再拖延,水不到渠不成。

音乐这条路好像走入一个死胡同,看不到前景,叫人意兴阑珊。那时,好像每一条我尝试往音乐走去的路,都标示着"此路不通"。我焦急地到处拍门,怎么使力,门都打不开。

巧遇通灵者贝瑞

有一天跟朋友葆苓聊天。她刚从西班牙回来,兴冲冲跟我分享她的奇遇:"在西班牙南边旅行时,朋友怂恿我去见一个通灵者。他说了一些我和先生的事,颇有见地。"

当时葆苓婚姻濒临破灭,与先生分居了一段时间。因为通灵者贝瑞的一席话,葆苓转变态度,两人竟修复关系。说穿了,贝瑞给她的处方是经常安排和先生去各处旅行。从此以后,我总收到这对夫妻从世界各地寄来的明信片。

我对这个隐居西班牙的贝瑞起了好奇心,于是拨了电话给他。

贝瑞不问我的生辰八字,也没有要求我传真问题或寄照片,除了约时间的那通不到两分钟的电话,他对我是一无所知,甚至无法察言观色。我很好奇这个电话会谈怎么进行。

到了与贝瑞约谈那天,我在 A4 纸上写了满满的问题准备逐条询问。

孰料电话一拨通,贝瑞在那头也不寒暄,直接切入正题:"我方才在观想你时,圣灵(The Spirit)告诉我,你原先走的路已经行不通了,拿书来比喻的话,那一章已经画下句点,接下来是崭新的一章。

"……你天生是个疗愈者,从事疗愈工作是你的天命。不要再浪费时间执着于你过去所做的事,开始探索你即将要做的事吧!

"你在疗愈的领域会很顺利,而且你即将成为老师,一切都会在冥冥之中得到最好的安排。"

贝瑞的话如雷轰顶,把我的世界炸得七零八落。好不容易花了十多年的时间建构起音乐的专业领域,就要这样放弃吗?我才不服。

没想到,贝瑞紧接着说:"唱片公司关闭,预计投资的钱没有出现,这些迹象都是宇宙在跟你说该转换跑道了。你难道还不明白?没有一件事情的发生是偶然的。"

他这一说,堵住了我所有想问的问题。和贝瑞谈话前后不过短短二十分钟,结束后我呆坐床沿,又恸哭二十多分钟。他说的话完全不合逻辑,离我的理性经验太遥远,可是,内在某部分的我直觉知道他说的是真的。

航向生命的未知

被扔进全然的未知里的我,比还未跟贝瑞谈话之前更茫然。可是有一种新的力量悄然而生,我决定要探索他说的话。

从哪里开始才好呢?

脑海里空洞洞的,只有一片叶子飘落下来,那是贝瑞最后给我的一点点线索。

"你知道一种以手传递能量的疗愈方法叫灵气吗?就从那里试试吧!"贝瑞最后随口说。

我把眼泪擦干。接住这片叶子仔细瞧瞧。住在我里头的小侦探冒出头来七嘴八舌:"他该不会是叫每一个人都去从事疗愈工作吧?这个透过贝瑞捎信给我的圣灵是谁啊?他怎么运作的?这是类似命运的东西吗?贝瑞这个陌生人如何取得关于我的讯息?这讯息可靠吗?有误导的可能吗?"

虽然,对贝瑞的话半信半疑,我还是拉住这个唯一的线索,一步步往一个全新的方向走去，从此没有再追问朋友投资唱片公司的事。

能够往新方向去探索，总比困在原处有趣。当时心情如下过雨后的天空，尚不见太阳，但感到清新的盼望。

事隔多年，回头来看这个人生的转折点别有滋味。

为了找寻灵气老师，我参加维多利亚镇举办的身心灵展览会，因此而结识唐娜·伊登（Donna Eden），加入她的能量医疗工作坊，从此开启我对能量心理学的兴趣。

我的老师布鲁·乔伊[1]曾说，当一个能力充沛的通灵者（psychic）阅读你时，他事实上是读取你的深层心理模式，这时，他对你的生命模式的掌握准确度可以高达90%到95%；然而对于个别事件的预测，一般而言则准确度较低，大约是60%到70%。极度敏感的通灵者甚至只要抱着刚出生的婴儿，就能够感应他生命基本运作模式，依此预知他的生命基调。这跟夏威夷的Kahuna疗愈者观看浮云寻求解答，或历代皇朝的国师察看星宿而通晓国运并无两样。无论使用的媒介是浮云星宿，还是指道灵天使，贝瑞和这些人一样都懂得觉察宇宙运行的根本力量，阅读人类的深层心理或集体动向。

事后证实贝瑞当年的解读，准确度竟高达99%，他所说的话在六年之后全部兑现。我不仅在英国成立能量心理学工作室，接见个案，也当起训练师，教授疗愈方法。

教学和疗愈取代音乐，成为我新的生命重心。追索探寻的热情再度涌

---

[1] 布鲁·乔伊（Brugh Joy, 1939–2009），著有《愉悦之道》（*Joy's Way*）、《雪崩于前》（*Avalanche*）等书。

入我的生活。

苏菲学派（Sufi）相信，宇宙的整体意识是透过每一个人的进化而进化的。因此，宇宙会透过各种管道来促使你前往正确的方向，以便协助你达成灵魂的使命。于是，路人甲、街上飘下的传单、偶然翻开书读到的句子，都可能是宇宙要捎给你的信息。对这个不断在传讯给我们的高层意识体，苏菲称之为"spirit of guidance"，意思是"给予指导的高灵"。

当一个人顺从这个高灵的引领，一切便毫不费力，左右逢源，你所需要的一切，宇宙都会供给。然而一个人若执意不从，像我先前那样，就会四处碰壁，吃力不讨好。

与贝瑞的相遇，以及那之后许多次的超感官经验，促使我的生命蜕变，激发我从全新的角度来理解世界的运作。但更重要的是，我感到冥冥之中，我，以及存在于这个宇宙的所有事物，都在一个比我更高瞻远瞩的宇宙意识的照看下，除了我个人想要成长的渴望，我同时感受到身为宇宙一分子的我，正被无名的动力推动着往前。

生命一直是在一个更大的布局之下进行的，然而还深陷其中的我们，未必能马上看到每个事件背后深远的意义，点与点之间的虚线需要一点时间才能连上，很多时候我们只能看到眼前手上拿着的这块拼图。

而写那封信羞辱我的总裁，以及我沉默的工作伙伴们，说不定是这大拼图当中不可或缺的一部分。因为他们的缘故，我回到独立状态，踏上了人生全新的旅程。

闯入能量心理学

在参加唐娜·伊登的工作坊时，有人塞了一张传单到我手中，一看，是欧洲能量心理学暨能量疗法的研讨会消息。当时，我好像接通了宇宙的特级光纤，通报我前往疗愈课程的消息源源不绝递送过来。

就这样，在艳阳高照的七月，我搭上前往英国海滨城市布莱顿（Brighton）的火车。

研讨会撑开能量疗法的大伞，节目包罗万象，除了几个与能量心理学相关的工作坊，如塔帕斯穴位指压疗法（Tapas Acupressure Technique, TAT）、情绪释放的技巧（Emotional Freedom Technique, EFT）、BSFF（Be Set Free Fast）之外，还有许多更神秘的学习，譬如印加疗法、神圣几何学、前世回溯等等。那三天的密集训练仿佛是救国团战斗营，我早上听主题讲座，下午和晚上参加介绍不同方法的工作坊，像一块干燥的海绵，贪婪地吸收讯息。那时，能量心理学刚刚在欧洲崭露头角，许多从事心理治疗的专业人士、社工和医生从欧洲各国飞奔而来共赴盛会。

有一天下午，我站在布告栏前，面对琳琅满目的选择正在发愁，一个英国男子突然前来，以蹩脚的粤语向我搭讪，他以为我来自香港。他告诉我，有个叫作"GSH"（Guided Self Healing，自我疗愈导引）的工作坊就要在这大厅开始，建议我留下来听。这位头发灰白、笑容可掬的中年男子，名字叫东尼（Tony）。

东尼日后成为我疗愈旅途上的重要伙伴。而那个工作坊，扭转了我整个生命计划。

短短两个小时,我目睹临床心理学家安迪·哈恩(Andy Hahn)示范他所发展的一个能量心理学的疗愈架构——GSH(请参考98页"自我疗愈导引——GSH")。

安迪抽签找了一个自愿的来宾现场示范,一个年轻的红发男子走向台前。

我要打开神奇魔力!

男子是个有张娃娃脸的爱尔兰人,名字叫罗瑞。安迪以犀利的眼光攫住他,问他:"如果你可以在我们相处的这短暂时间达成一个心愿,你心中最深的渴望是什么?"

罗瑞不假思索便说:"我要打开我的神奇魔力!"

我吓了一跳,这不是愿望,简直是妄想。可是,这不也正是我长期以来的秘密吗?从小读童话书,我就希望自己是仙女或女巫,拥有无边法力。安迪是开许愿池吗?我等着看他怎么在短短的示范中达成这个愿望。

安迪一边喃喃有词地念了一串问题,一边对罗瑞进行肌肉测试(请参考110页"肌肉测试——探询无意识的方法")。之后他对罗瑞说:"你想要打开你神奇魔力的这个愿望,目前遇到一个障碍。这个障碍,我们给它一个名字叫'死亡的意愿'(Death Wish)。接着,我们要找到一个故事,来了解这个困境产生的原因。这个故事发生的背景不在这个时空,而是在你的某个前世。你可以不需要相信轮回,就把这个故事当作你尚未梦见的梦。"

在安迪的引导下，罗瑞很快借由身体知觉进入出神状态，他开始说出故事："我好像在埃及，身穿白袍。我在奔跑，后面有追兵。我跑进市集里，人很多，可追兵紧追不舍。我逃到一个房子的屋顶，躲藏在一个竹篓里，可是，士兵们还是发现了。接下来，我不知道发生了什么事，脑子一片空白。"

"我要你说'我死了'！"安迪说。于是，罗瑞乖乖地说："我死了！"

这时，罗瑞的手臂测试呈现强壮的"是"，虽然他看来一脸迷惑。

"那时候追赶的士兵杀了你，"安迪解释，"然而，在你死之前，因为过度恐惧，灵魂提早离开身体。因此，有部分的你一直想回去完成那个死亡的程序。你必须要让你的意识回到当时的身体，回到你死亡前那一刻，看看是否有一些想法、感觉或遗憾。"

罗瑞的脸部肌肉轻微抽搐，闭着眼睛，他继续说："我因为偷了人家的东西，所以遭士兵们追杀。可是，在这之前，我遇见一个魔法师，他答应要收我为徒，教我魔法，教我怎么打开神奇魔力。我心里一直惦记这个事，好遗憾！我真的想要跟他学习。"

虽然不知道在这个时刻进入这个前世故事对罗瑞有什么意义，"打开神奇魔力"这样的意愿，的确有许多层次的解读方式。形而上来说，可以是打开内在隐藏的力量与潜能、超越逻辑理性的直觉能力、显化事物的能力，或是和宇宙万物产生感应或联系的神秘力量。然而，呈现在眼前的这个故事叙述本身，在物质层面呈现的是骤然死亡的惊吓、创伤，生命里遗愿未了的憾恨。

缘起于另一个时间地点，生命的未竟事宜与憾恨，通过某种方式遗留下来，直到如今，那个渴望还在继续发酵。借由身体对那个感觉残余的印象所引发的共鸣,罗瑞重回现场,获知事情的来龙去脉。这时,安迪给罗瑞新的指令:"你让自己咽下最后一口气的同时,从你的头顶离开,往天上最亮的地方去,直到你成为那个光,融入光,让光包围着你……"

罗瑞的脸浮现平静的笑容,显然,他终于完成了死亡仪式,他的灵魂意识安然离开,加入源头之光。前世留下的创伤化解了,罗瑞卸除心理深层结构的障碍。如今他终于可以重新选择:要不要打开自己的神奇魔力。

我看得目瞪口呆,好像自己跟着去了埃及一趟。原来疗愈可以如此丰富神秘,海阔天空。

我眩惑神迷,一头栽入。从此不再回头张望音乐。

幻术,催眠,还是走神?

这是我第一次目睹一个人进入前世故事,细节、场景历历在目。说故事的人,好像真的就在故事里,在那地方生活过。我可以感受并嗅出那个氛围与张力。

安迪是怎么办到的呢?这是一种"幻术"吗?罗瑞是不是因为受了催眠,才编造出那个故事?可是我并没有听到安迪给他任何暗示呀!

午餐时,瞥见罗瑞在前方排队,也顾不得害羞矜持,便趋前搭讪。

"刚刚你意识上知道发生什么事吗?你是不是被催眠了?"

"才没哩!从头到尾我都有意识喔,我听得到安迪的声音和自己的声音,可是,我在一种半出神状态(semi-trance),我的意识仿佛进入了另一个时空,看到画面,也感到自己确实在那里,话便自己冒出来了!"罗瑞笑答。

一个人如何同时在这里又在那里？这"半出神"状态是什么？跟催眠有何不同？心中的问题堆叠，我非得要自己体验看看不可。

搭上疗愈的特快列车

好奇心既然被勾引出来，我没有别的选择，立即报名参加安迪接下来的 GSH 年度训练课程，而且就在研讨会结束后的同一个周末进行。

红发罗瑞后来回到爱尔兰，主动帮安迪招生，GSH 课程不久之后也在爱尔兰开班，我决定追随安迪到爱尔兰上课，后来成为罗瑞的同班同学，一起学习打开神奇魔力。

不同于罗瑞前世那个悲剧性经验，这回，我们都迫切想领会自己的神奇魔力，片刻也不肯耽搁。

后来发现，罗瑞不仅充满想象力，也挺有生意头脑。那之后短短几年，他在爱尔兰打造自己的创意玩具品牌。最有名的产品是个会说故事的魔术方块（story cube），据说可以激发小孩编创故事的能力，连患自闭症的儿童也很喜欢。这个品牌现在已是国际知名，还来过台湾参展，据说是二〇一二年圣诞节全世界亚马逊（Amazon）网购排名第二的热门商品。

罗瑞不仅打开了自己的神奇魔力，也成为开启别人神奇魔力的人。如今，那个前世故事看来有了更丰盛的含义。

生命真的不是偶然的，各种巧妙的安排老早悄悄系上你看不见的细绳，人与人的交会擦出的火花，有时候不会转瞬消失，它会点燃你心中的热情与渴望。

也正因为这样的开始,我对疗愈工作有个先入为主的观点:它不仅疗愈创伤,其实更是"显化"的工作。在消除了创伤造成的阻滞之后,便可以彰显内心最深的渴望,实现一个人的使命与梦想。

沙滩上的 EFT

可是,那年夏天我还不知道自己的使命究竟是什么,梦想也不着边际,刚卸下音乐制作人身份的我,还在摸索叫我安身立命的东西。最要命的是,皮肤痒得人发癫,我就是忍不住要去抓。

研讨会某个下午,我和刚结识的瑞士朋友雷克溜出会场,到海边漫步。七月的阳光火红,把石头晒得发烫。高大帅气的雷克红光满面,背着登山背包,不论何时看到他,他都散发清新的味道,好像刚洗完澡。雷克是在瑞士执业的心理医生,他兴致勃勃地谈着在监狱里主持的计划——教服刑人员做 EFT。他说,这个技巧可厉害了,能平抚个性最暴戾的服刑人员,舒缓他们的情绪。

我逮着机会,央求雷克示范 EFT(请参考 78 页"情绪释放的技巧——EFT")。他要我想一件无法释怀的事。这很容易,我随口说了唱片公司结束和离职事件。坐在海边的岩石上,我模仿雷克,用指尖依序敲打身体的几个经穴,边敲边说:"虽然这件事情让我十分愤怒,我还是全然地接受跟爱我自己。"

夕阳寸寸没入海底,绛蓝的夜色摊开来,我们重复这个程序几次之后,我的气愤突然就随着夕阳一起沉入海底。这时候,不远的天空噼啪爆响,烟火如繁星迸裂,好像在庆祝我的新生。原来那天是全英国同性恋在这个城市的大聚会，布莱顿是同性恋大本营。我和雷克相视大笑，还有什么比这更好的见证呢！

就这样，我卸下心中积累多时的委屈和愤怒，突然想站起来跳 salsa。看看表，这一切竟然只花了二十分钟。

雷克打呵欠伸懒腰，问我："现在，想象你的合伙人从沙滩那一头走过来，你看到他有什么感觉？"

暮色里，我看见昔日熟悉的伙伴向我走过来，我却没有想要逃开的念头。我的心风平也浪静，捆绑我的一切真的结束了，那件事褪色为一页发黄的历史，和我的距离变得十分遥远。

那个黄昏过后，我的皮肤炎消退了许多。布莱顿的沙滩，黄昏时分的璀璨烟花，成为我第一次领受能量心理治疗的胎记。

压抑的情绪原来有如此之大的杀伤力，可这情绪绝不是别人给我的，是我自己制造生产的，我自然也有能力把它消除。

皮肤炎真相大白

研讨会过后一星期，我前往英国南部小镇黑斯庭（Hasting）学习 GSH。皮肤炎复发，我知道非要彻底面对它不可。于是，一天下午分组练习时，我以它为工作目标，学习跟我火辣蛮横的皮肤对话，好像它是一个人。刹那间，我豁然明白愤怒只是表层的情绪，潜伏在愤怒底下的是令我更为难堪的羞愧与自责。在遭受背叛的感觉之下，我也是个背叛者，我背叛信任我的乐手，也背叛我创造出来的音乐，我认为自己是个失败者，失败的阴影咬噬着我，不肯松口。

我终于面对我最害怕面对的自己。

那天下午，压抑的情绪溃堤而出，我哀伤自己丧失的一切，在老师和同学面前尽情痛哭，自己都惊讶哪来这么多眼泪和悲伤。

折磨了我将近一年的异位性皮肤炎，在那次疗愈后终于告一段落。不到一个月，我的皮肤完全恢复正常。没有吃药或擦膏，我不过就是虚心听听愤怒的橘子皮，说它想说的话。

我的皮肤告诉我，身体和心理不只是关系密切，它们本来就是同一件事。心理不舒坦，身体就受罪；身体不健康，心理便脆弱。

还是卡罗琳·密斯（Carolyn Myss）说得好："你的生物学就是你的自传；你的自传也就是你的生物学。"

我们的心智（mind）不断编造故事，身体默默承载事实。就像树木的年轮，身体烙印所有的经历；它连篇累牍，刻印伤疤，记载创痛，连隔世的久远事故也写入能量讯息场的深层记忆里，简直像是一部电脑的超大记忆体。你若是忽略它，不听它的抱怨，它会突然反噬，展现无与伦比的暴力。

我因我的皮肤病吃足了苦，也学了乖，从此不敢小觑身体的症状。不，应该说是，我开始留意自己有所逃避或压抑的一切，因为我知道，所有无法代谢的情绪，最后都要经由身体宣泄出来，而所有经年累积的情绪，最终一定成为疾病。

梦境和记忆

　　我在床上睡着,蒙眬中,感觉有个人从背后抱住我,压制我,我非常惊恐,挣扎着想逃开,但是他更使劲钳制住我的双臂,并且在我耳边轻轻说:"我永远不会让你自由的,永远不会……"

　　我既愤怒又害怕,他凭什么这么说?我气坏了,扭过身想看看他到底是谁。我看到一个男人圆圆的胖脸,油光的秃头,是个陌生人。我想把他压在我身上的腿移开。可当我把手往下一探,碰触到的竟是木头,吓得我急忙抽手!这不是人,是个妖怪,他没有腿。我想尖叫,可是,声音好像封住的瓶子,半点也出不来。

　　我吓出一身冷汗,起身坐在床上!一时不知自己身在何处。

　　这是个梦吗?为何我的感觉如此真实?好像此刻正在发生!我的身体、触觉、听觉,都身临其境,被强制的压迫感仍让我喘不过气。我不敢再睡觉,深怕这恶梦再度来袭。

　　珍妮佛谈着她昨夜的梦境,看来心有余悸。

　　这里是黑斯庭,我们正在上 GSH 的年度课程。一伙人住在一个学员的家中,白天上课的地方是他家客厅。我的美国老师安迪就住在我对面的房间里。安迪很胖,肚子像弥勒佛般圆滚滚的,可是目光犀利如 X 光,好像可以看穿你的灵魂。

　　此时,珍妮佛不寻常的梦境紧抓住所有人的注意力。

安迪决定要以珍妮佛为教学范例,处理这个梦境。

什么?梦境可以"处理"吗?我很纳闷。

安迪一边问问题,一边对珍妮佛进行肌肉测试。我觉得太神奇了。这些大脑都无法回答的问题,她的手臂竟然上上下下清楚地给予安迪"是"或"否"的答案。

透过能量测试,安迪找到进入这个梦的路径(请参考 98 页"自我疗愈导引——GSH")。

原来这个梦境里述说的是发生在过去的事件。珍妮佛只是一个通道,在那一刻,那个事件通过梦境浮出她的意识层。她进入一个回忆里,重演那件事。

这是她外婆的故事。

外婆的秘密

安迪开始以催眠的语调引导珍妮佛进入身体知觉更深层的记忆。她的身体这时会出现强烈的反应,心绞扭、胃紧缩,在梦中所经历的惊恐与愤怒再度涌上。当她跟随安迪的引导,臣服于这些感觉,让它们跟她交流时,故事骤然浮现了。

珍妮佛感知到外婆小时候曾遭到自己的父亲性侵。她昨夜的经验正是外婆所经历的片刻缩影。外婆是她的祖先,经由血缘递嬗,她触及外婆的记忆以及这个充满伤痕的历史。

或者应该说,由于参加了这样的能量心理治疗训练,她某个尘封的通道开启了，许多发生在她自身的，或者周遭亲近的人的创伤，逮到机会相继出现。它们要吸引她去注意它们，疗愈它们。

那个年代久远，她的外婆去世多年，就算她生前，珍妮佛与她也从来不亲近。只听妈妈说过，外婆年轻时是镇上的大美人。

外婆虽然不怎么识字，然而天生聪明伶俐，很会做买卖。外公家中原本清苦，但是由于外婆善于持家，后来，不仅外公家盖起了楼房，还给几个小孩都买了房子。可是，珍妮佛记忆中的外婆是个极不快乐的人，总是不苟言笑。她的人际关系很差，与亲人都疏远，生命中好像有一道无法跨越的鸿沟，阻碍她与人亲近。

家中纷纷扰扰，婆媳问题不断。直至死前，外婆都有很深的不甘心。

外婆临死之前，珍妮佛去探望她。那时她已经让病痛折磨得形容枯槁，可是内在还燃烧着渴望。电风扇呼呼吹着，苍蝇在屋里没命地盘旋，外婆以沙哑的声音一遍又一遍嘶喊："我不想死，我要活下去！"当时，珍妮佛把她的挣扎理解为对死亡的恐惧。现在，她怀疑，那份不甘心里，是否也有小时在家中所遭遇的创伤而留下的憾恨？那个时代，像这样的家庭暴力，恐怕是无法言说，也不能为人道。没想到，事隔多年之后，外婆透过梦境，与跟她并不亲近的外孙女分享了这个秘密。

故事的叙述是奇妙的疗愈，压抑的故事一旦说出来、被听见之后，好像有人对自动反复播放的录音带按下"停止"的按键。

很奇异地，珍妮佛体内的骚动平息了，心不再绞扭，胃不再紧缩，她叹口气，释放了蓄积的张力。

这个创伤终于走出阴暗的角落，得到关注。我们的关注就像阳光，融化那冰封的陈年往事。

珍妮佛看到外婆笑了。

虽然，珍妮佛还是不确定，这一切是否只是她的想象，是她编造出来的故事。

她决定打电话问妈妈关于外曾祖父的事，"外曾祖父是不是脸圆圆的，头秃了？"

"咦，你怎么知道，你又没见过他？"妈妈很诧异地回她。

"我梦见他。"珍妮佛含糊地说，决定把真实的故事隐藏起来，免得妈妈以为她在学什么邪魔妖道。

"外曾祖父有什么特征呢？他跟别人有什么不同吗？"她止不住好奇心，继续追问。

"喔，我也只见过他两三次，"她妈妈说，"他因为一次意外，少了一条腿，所以总是拄着一条拐杖。"

她听了不寒而栗。想起在梦中，她的手往下探的那一刻，碰触到压在她腿上的木头。

身体是庞大记忆储藏库

珍妮佛的故事让我了解，不仅是我们的心智，身体也拥有记忆，而且它拥有的不仅是我们自己的记忆，还有承接自历代祖先们的记忆。

更准确地说，这里所指的身体，不仅是肉眼可见的身体，也包括肉眼看不见的我们的能量场、脉轮（能量集中处）、经脉与穴位（能量流通的管道与汇聚处）。

我们的身体不仅遗传父母的基因和特征，还同时遗传了其他的事物：祖先们的创伤、健康问题、态度和信念等等。所有这些都在我们的意识中烙下痕迹，不论你有没有觉察，都牵引着你，影响着你。

通过这个精微能量场（subtle energy field），我们所能够感知的场域范围其实很广泛，不仅是我们的血系亲属，还有我们所属的部落、族群的历史与记忆；基本上，只要是我们的意识能够抵达的地方，能够引起共鸣的事物，都是我们可以探取的资讯，也都是我们的资源。

问题在于，一般人并不曾接受这样的训练，或拥有这样的认知。大多数人漠视这个无所不在的能量讯息场域，误以为物质世界才是真实的存在。其实，物质世界比起看不见、摸不着的非物质世界，真是沧海一粟。

家族累世的创伤记忆

研创出 TAT 的塔帕斯·弗莱明（Tapas Fleeming）提过一个有趣的案例。有个经由转介而来的个案，才三十岁出头，竟然有九次车祸记录，而且没有一次是她造成的。她因为多次遭受脑震荡及撞击，颈部和头部常年疼痛，每星期都会有两三次严重的偏头痛。在给她进行疗愈时，塔帕斯看到一个景象：有个约八岁的小男孩和他父亲在山区的木屋里休息，这时一个山里的狂人走进来，拿棍棒击碎男孩父亲的头，男孩目睹父亲在眼前毙命。

虽然感到很奇怪，塔帕斯忍不住将所看到的景象告诉个案。她听了沉默好一阵后说,小时候,她父亲为了修理屋顶不慎滑落,头壳着地,她当场目击父亲头壳碎裂致死。而她的两个小孩在成长过程里,也是一天到晚发生头部受创的意外事故。当这个个案回家将这个故事告诉妹妹,妹妹说,家族里有两个长辈都是遭到谋杀,一样是头部受创致死。

塔帕斯认为她见证的可能是这个家族深层的记忆历史,这样的创伤模式会透过与身体记忆共鸣的能量场继续复制下去,除非那原始创伤得到疗愈。

塔帕斯请她使用 TAT,替故事中的男孩疗愈他所遭遇的创伤。[1] 经过 TAT 疗程之后,不仅她本人不再无故发生头部受伤的意外,她的小孩也停止头部受创的模式。

通过疗愈自己,她也疗愈了家族累世的创伤记忆。

我们的身体会遗传,甚至感知家族的记忆,这个推论乍听几近不可思议。可是,在日后的疗愈工作当中,通过无数的案例,这个观点一再得到验证。

人类的记忆究竟是存放在哪里呢?神经学家弗朗西斯·克里克(Francis Crick)发现,"人类的记忆会留存好几十年。然而,除了我们的 DNA 之外,体内所有的细胞分子都会在数天、数周或数个月内淘汰替换掉。就连同脑部的细胞也是不断淘汰替换,因此,记忆不可能存放在脑部。"

---

[1] 这种替别人进行疗愈的做法,叫作"替代疗愈"(surrogate healing),在能量心理学里相当普遍。这是通过把自己假想成你想要协助的人,把自己的能量场调到对方的能量场,然后进行疗愈。我们不仅可以为人,也可以为动物进行"替代疗愈"。

克里克因此认为记忆事实上存放在我们个人、家族、族群所属的地方性的场域（local field）。

我们会从所属族群、家庭那里遗传记忆和信念，也会将自己个别的经验输入所属族群或家庭的能量场域。我们既是接受者，也是贡献者。

场域没有开始也没有终结

量子物理学发现，在我们认为是空无一物的空间里，事实上存在着一个超级网络，这网络包含我们，穿透我们，像是千万缕看不见的丝绳，联系我们与万事万物，而且是永久存在的，不受空间阻绝，也不为时间所限。

从这个层面来看，事实上，任何时刻，任何地点，我们或许感到孤独，但是我们都不可能是真正孤绝的。

研究生物通讯（biocommunication）的克利夫·巴克斯特（Cleve Backster），把实验对象与他的DNA分隔五百多公里，并采用当时最准确的原子时钟来计算可能的时差。结果，在他的所有实验里，DNA的反应和它的捐赠者之间总是完全同步。当捐赠者受刺激产生情绪反应的同时，他的DNA也即时在另一个地点出现相同反应，空间的距离并没有减损这个现象。可见，DNA与它的捐赠者之间仍透过无形的场域紧紧联系着彼此，这个神秘的牵引无远弗届，而且是分毫不差。

巴克斯特的实验证明，身体并没有开始与终结。这个我们看不见但是却可以借由实验证实的奥秘的联系，不仅发生在一个人与他的细胞之间，也发生在人与人之间、人与动物之间。

针对家族的场域，英国的心理学者菲尔·墨伦（Phil Mollon）[1]提出一个颇有意思的观察。他说，如果你有个顽固的问题，使用了各种方法还是无法消除，这时候，很可能是因为家族或所属部落的场域还抗拒着不肯放下问题，这些场域禁止这个问题得到转化。

这时候，你可以使用能量测试来检验，是否你感到自己所属的家族或部落，不允许你清除这个问题。或者反过来，也可能是你自己潜意识感到家族里人人都有这个问题，如果你没有，便会与众不同，失去归属感或者不被接纳。这时，便可以使用能量心理学的介入疗法（intervention），释放这种焦虑，将这些阻碍你改变的想法消除。

换句话说，讯息或信念可以编写在个人的场域中，也可以编写在家族的场域中，继续传承下去。譬如，我们要疗愈一个人对番茄的过敏，如果这个过敏起源于他这一生里发生的事件，很轻易可以通过能量心理学的方法去处理，譬如 TAT。然而，如果这个过敏的讯息存放在家族场域中，是因为祖先们曾经食用番茄而大量死亡或染上痢疾，于是这个关于番茄的讯息被写入家族的场域来保护所有后代子孙的性命，这时，想要消除这个过敏的现象，便要先通过家族集体潜意识里"保护者"这一关，因为这个过敏和创伤捆绑在一起。只有疗愈了保护者的焦虑之后，"番茄是无害的"这个新观感，才可能加入这个人自身以及家族的记忆资料库。

通过珍妮佛，她疗愈的不仅是她外婆的创伤，还有她整个母亲血系所

---

[1] 菲尔·墨伦，英国当前最受重视的心理学家，著作众多，关于能量心理学的书籍有：《EMDR与能量疗法》(*EMDR and the Energy Therapies*)、《心理分析的能量心理治疗》(*Psychoanalytic Energy Psychotherapy*)、《弗洛伊德与伪记忆症候群》(*Freud and False Memory Syndrome*)等。

承袭的涉及这个创伤的诸多记忆。

疗愈自己，便是疗愈所有与我们相关的人。疗愈的力量犹如滴水入池，涟漪温柔荡漾开来，我们所属的家族、部落、族群的意识都同时受到震荡与出现变化。

身体意识的苏醒

你的身体就是你的潜意识。

—— 卡坦丝·珀特（Cadence Pert）

为什么珍妮佛的身体会感知这么久远以前发生在外婆身上的事？这个梦偏又挑选在她接受能量心理学训练的时候出现？好像她的内在有个部分老早就知道这些故事，只不过直到现在，她才找到方法与它交谈。

怎么交谈呢？

自然便是通过身体。

身体成为无意识沟通的频道

我们那时所学习的 GSH，是个以身体知觉为基础的疗愈方法。

这个方法相信一切都是能量，而我们所遭遇的困境，是因为我们的能量流动受阻，身体的知觉则是反映出受阻现象，它停滞在那个造成阻碍的情境，不断重播那一段往事，好像它正在发生。于是，通过与身体知觉对话，可以揭开往事，疗愈创伤。奇妙的是，身体似乎能觉察我们想要跟它沟通的企图，而更加卖力地"说话"。

这可苦了，一切想要得到疗愈的事件，开始通过身体给我讯息，试图引起我的注意。在刚开始学习疗愈时，我的身体几乎天天有症状：头痛、心悸、胃痛、肋骨痛。

通过所学习的技巧，我无意识层次的智慧开始浮现。有个之前很少得到倾听的频道开启了，而且波频调准了。我有了倾听的方法。

我的身体变得很敏感。渐渐地，我发现甚至不需要透过肌肉测试，我也能够分辨它试图给我讯息。只要我说的是事实，身体就会从中枢神经释放出一个反射来确认答案，我的皮肤会立刻起疙瘩，而当答案错误时，我也知道，因为它给我一种不同的反应，近乎是迟钝的无感的回应，好像它毫不感兴趣。

身体意识很诚实，没有预设立场、偏好或自尊心，它只反映出此刻对于它而言是真实的事情。我们的许多症状都是身体给我们的警讯，提醒我们内在需要去平衡的创伤或情感，需要改变的行为或信念。

精神药物专家卡坦丝·珀特和迈克尔·拉夫（Michael Ruff）通过观察细胞中发现，每个细胞都有情感的受器（receptor）。在我们的感觉底下，有大量的情感讯息正在潜意识里交换着。不管受创是在你的身体还是在心理层面，这个创伤的情感成分（讯息）会同时存放在大脑和身体里。珀特因此说："你的身体就是你的潜意识。"[1]

所以，当我们释放创伤时，常会体验到能量在身体里运行；而反过来看，身体知觉也成为我们揭发创伤的地图。

---

[1] 参考卡坦丝·珀特所著之《希望感觉良好？你需要知道的一切都在书里》（*Everything You Need to Know to Feel Good*），第 195 页。

通过身体感知问题根源

譬如我的皮肤病,可以有好几个层次的解读。除了过去事件所造成的创伤之外,皮肤作为我们与外界接触的第一线,也象征了我的自我认同出现危机。我离开自己熟悉的工作,卸下音乐制作人的角色之后,突然无所适从,不知道该以什么身份去面对世界。于是,深埋的焦虑从皮肤发作。可是,当我倾听它,与它交谈,皮肤病反而指引我逐步解开我的心结所造成的负担和伤害。它成为我最好的导师。

我深信只要能够掌握与身体症状沟通的基本原则和技巧,就不仅能够觉察许多问题的根源,还能够透过能量心理学的介入疗法去平衡这些根源。

传统医学倾向于漠视疾病与情感创伤之间的关联,因此处理的层面非常狭隘。它对于疾病的认知局限于肉体上的症状,必须除之而后快,乃至以药物和手术刀去压制、歼灭、割除。然而,这些工程并无法消除原始创伤遗留的伤害,或能量受阻的讯息。药物或手术刀也许具有暂时的缓解功效,为我们争取一些时间,可是最终,我们需要同时改变自己的行为习惯,消解积累的创伤和情绪,否则它们会继续通过身体的其他渠道彰显,企图获得关注和疗愈。

虽然,疗愈并非一定得追究触发疾病的根源,有时候,只要释放了执着的观点或疏通阻塞的能量即可恢复健康,可是,人类具有探索意义的倾向。追寻根源,了解缘由,这个过程本身常会带来奇迹般的疗愈力量。

意识的觉醒是疾病的灵药。

整体而言，现代文明对身体知觉是相当漠视甚至无知的。我们成天的心思都在头部打转，"我思故我在"，这句笛卡尔留下的箴言，使我们奉理性思考为圭臬。身体知觉既然不能思考之，就必得打压控制之。可是这么一来，我们所打压控制的便是无意识想要给我们的线索。一般人对于身体感知的描述，顶多只是饿了、热了、冷了这些基本感知。然而，当我们更细致地区分某个想法或情绪在身体里引起的反应，并且努力去描述攫获的那个感觉时，惊人的讯息往往相偕出现。

身体的知觉是可以培养的。

我的身体知觉及敏感度在接受灵气训练时开启，在能量心理学一系列的课程当中，继续磨锐，感觉上像是进入了宇宙的神秘学院。在这里，深层意识和身体感知同时打开了，也获得接纳。许多不寻常的事开始密集发生。

身体"重演"超时空的故事

我可以看到并感知超越时空的故事，我可以穿梭到过去甚至未来的时空，进行疗愈。只要伸出触角，我便经常可以接收到别人的感知。这个感知，通常先于言语，出现在我身体里。

许多时候，我的身体如同一面镜子，反射出别人正在经历的感觉或情绪。

记得一次，在伦敦接见一个新的个案之前，我的肩胛骨突然尖锐刺痛。阿比想要离开交往中的男友，可是男友纠缠不休，她对他感到莫名的恐惧，一直无法彻底执行要分手的决定。

在疗愈时，阿比回溯了一个发生在印度的前世故事。在那一世，她的丈夫去世，当时有妻子必须陪葬的恶俗。阿比不从，想要逃离遭受活埋陪葬的命运。不料族人发现了，将她抓回并处以极刑。此时，她突然喊痛，伸手抓着自己的肩膀，神色惊恐，说族人对她施以酷刑，长矛穿透她的肩胛骨将她钉在木条上。而目前的男友就是那时对她行刑的人。潜意识里，她仍残存对过去的恐怖记忆，以为若不顺从他，就会受到刑罚，下场悲惨。

我这才豁然明白，我疼痛的肩胛骨并不是我的感觉，我只不过凑巧打开我感知的频道，预先觉察阿比即将诉说的故事。平衡了这个前世创伤，使阿比找回要分手的勇气，放下她对男友非理性的恐惧。

关于身为女疗师而遭迫害的前世记忆，在我所接触的个案里，特别是英国个案当中，至少出现数十回。她们分别遭遇各种匪夷所思的酷刑：火烧，水淹，背负石块沉入河中，头戴金属荆冠，还有被关进铁铸的模型里折磨的，诡异的残酷发明不胜枚举。这是英国文化里的集体创伤，如今意图通过许多个人来进行疗愈。

这些回溯的故事主题，都和个案当前想要克服的障碍有关。最常见的是：害怕自己的能力，不希望受到注意，觉得从事疗愈工作是危险的，帮助别人会威胁自己的安全等等。

通过许多个人身体的知觉，藏匿于黑暗时代的创伤故事一则一则曝晒在日光下，受到检视、平衡。掀开过去，往往也就是揭开现在。问题的症结常像是一个隐喻，浸染所有的时空，就像是荣格说的"原型"，困阻我们的感觉总是如此熟悉，只不过更换了场景和时空。

譬如，因为"慢性疲劳症"前来求助的戴丝。她原本是个十分忙碌的治疗师，却在两年多前突然病发，致使工作与生活都停摆。当我们探索她疾病的根源时，她进入身体的乏力和疲惫，感知到这个前世的故事：

  我在印度，是个小男孩，那些地主正要把妈妈从我身边强行带走，因为我们家里很穷，缴不出税金。我好恨他们。我哭着拉住妈妈。可是，妈妈还是被带走了。我无能为力。我好恨他们也好气自己，我什么也做不了，无法阻止他们。（戴丝大哭！）

  戴丝在发病之前，曾和男友去印度旅行，因为水土不服，生病住院。回英国之后便出现"慢性疲劳症"。她始终没有把这两件事联系在一起。显然，那趟印度之旅触发了某个前世所经验的创伤。尽管已离开印度，她的潜意识还深陷在故事中，而且身体信以为真，于是重演了那个"记忆"中的无能为力感。

  还有个案眉子，早年她历经许多重大创伤，丧子、丈夫外遇、家暴、离婚等等，于是她的身体先后出现了重症肌无力症、类风湿性关节炎、红斑狼疮等重大疾病。而年纪轻轻便罹患纤维肌痛以及忧郁症的维多，则是长年处在一个关系不诚实的家庭里。父亲的严厉掌控和母亲的虚与委蛇导致许多感觉遭受压制，没有正常表达的通道。

  我接触的许多案例显示，情感压抑与疾病间有着深刻的关联，只是我们尚未找到系统或方法有效的解读。纤维肌痛、慢性疲劳症等医学上一直找不到解方的重大疾病，极可能是压抑的情绪遍布全身之后所引爆的症状。

觉察身体要跟你分享的事

所以,当你意识到自己有个负面信念时,不妨问自己:"我的身体在哪里感受到这个信念?"你可能会惊讶,原来你习以为常的胃痛、心悸或喉咙阻塞,是跟你的某个负面想法有关。

而当你感到绝望或沮丧时,也可以问自己:"我的身体在哪里感受到这个情绪?"这时,你的膝盖可能突然抽痛,或心突然下坠。

这样的自我训练会让你开始觉察你的想法、情绪同身体的关联。

个案故事

不断弯曲的脊椎

朋友梅西以为她得了骨癌,因为她的脊椎突然日渐弯曲,让才六十岁的她看来像个小老太婆,行动变得很不方便,她到医院做了各种检查,但是都找不出原因。我通过电话为她进行治疗,肌肉测试显示她问题的症结是一个负面信念。问梅西,她是否有个负面信念,挥之不去。她立刻说她每天都很受挫,因为她觉得自己好不容易在家中营造的良好能量场,却被先生的负面能量不断抵消。先生是个多发性硬化患者,这个慢性疾病使他的想法总是消极灰色。梅西跟着我的指引,以 TAT 逐步释放关于先生的负面信念,程序才走到一半,我就听见她在电话那一头尖叫,说她的脊椎骤然弹射出一股能量,身体很热。整个 TAT 程序进行完毕后,她站起来走动,发现弯曲了十一个月之久的脊椎变直了。两个星期之后,我接到梅西的来信,说她的脊椎从那天疗愈之后就不曾再弯曲。

我们的信念,我们告诉自己的故事,的确正在塑造我们的身体,影响我们的健康。

还是波斯诗人鲁米(Rumi, 1207—1273)聪明,他老早便明白这个道理,他写道:

我们是蜜蜂

而我们的身体是蜂房

我们制造身体

一个细胞又一个细胞

我们制造它[1]

---

[1] 摘自 Kabir Helminski 编译的《鲁米全集》(*The Rumi Collection*)中 *When Grapes Turn to Wine*,原文如下:

We are bees,
and our body is a honeycomb.
We made
the body, cell by cell we made it.

恍若隔世

那一天吃过中饭，我便感到全身发冷。外头树影摇曳，秋天的太阳把修道院的石阶晒得很暖和，我散步到花园去透气，竟然冷得打战。这座都柏林郊外的修道院宁静异常，历史深深地嵌入每块石头瓦片。夜晚行经楼中狭长阴暗的回廊，仿佛可以听见徘徊的亡魂窃窃私语，可是一到白天它又还原成无邪静谧的修道院。

这一年秋天，我来到这里加入一群爱尔兰的疗愈者，接受 GSH 的训练课程。班上有十一个同学，年龄从三十多岁到七十多岁。除了努力吸收资讯记笔记，我有一半时间是处在半催眠状态进行着疗愈，上完课就累毙瘫倒，连晚餐时的社交性谈话都感到难以应付。

我想，在大太阳下打战，莫非是感冒发寒？所以又回房披上一件衣服。

午休后上课时，我已经脸色惨白，手脚冻僵，我心想，这感冒来得太邪门了。老师安迪做能量测试，宣称我是示范对象。我这才明白，我的身体早就开始预演一个故事，等着进入这个疗愈过程，但我的头脑却对这个剧本一无所知。这是个奇异的状态，外头艳阳高照，然而，我感受到的真实与外面的世界无关，在我的世界里，周遭的温度正急剧降低，冷极了。可是，起码我还有我的自由意志，至少我以为如此。所以，我设定的工作议题是，希望疗愈我的亲密关系。

后来事实证明，连这个决定都是潜意识早就写好的剧本，我只不过照着念出来而已。

我的座位在安迪左边，因为我是示范对象，照理说，应该和他面对面坐着，接受他的问话。可是，当我把椅子旋转过来，正对着安迪，我的头却不自觉地往右转。我知道这样的行为对老师很不礼貌，但我的头就是不听使唤。想想看，你的老师坐在你面前，按着你的手臂做肌肉测试，而你好像不情愿参与似的，头一直往右后方扭转，场面极其尴尬。我使劲控制我的头，然而，只要稍一分神，它便自动右转，自由意志此时不太管用。还好，安迪似乎不以为意，大约是对这样的怪异行为司空见惯。

能量测试的结果说，我正在经历的故事是一个前世的故事，地点在北极，我是当地住民。而我目前遭遇的亲密关系上的难题，与这个故事有关。当这些线索出现时，我的身体开始"说"故事了。它让我感受刺骨的寒冷，故事就从寒冷中出发。

那是个暴风雪天，我看见自己穿着厚厚的衣服拼命在风雪中前行，四处是白茫茫的雪花，我失去方向，但仍然卖力往前。我是个爱斯基摩女人，但我必须离开居住的地方。我已经无家可归。刚才发生一件可怕的事，我必须赶紧离开现场。

我想回头看看我的家，但我不能回头。我还在盛怒当中！

故事在这里"冻结"住了。我顽强地抗拒着，不愿意去看接下来发生的事。安迪要我敲打太阳穴，那是"愤怒的穴位"，过了一分钟左右，我饱涨的怒气消退了。方才一直使劲往右扭转的头，竟开始慢慢转向左后方：

我看见雪地里埋着一个头颅，金栗色头发在风雪中飘舞。我的眼泪止不住流下来，愤怒化为悲恸。那是我的爱人，他背叛我与其他女人偷情，而我在忌妒暴怒之下失控杀害了他。我无法面对自己犯下的罪行，所以逃离现场。我的心像是插了一千把刀，撕裂般的剧痛，悔恨把我淹没。

故事才一说完，我身体温度骤然恢复正常，手脚不再僵冻，好像演出结束了，身体谢幕鞠躬下台。阳光悠悠透窗而入，可我的心思还在北极暴风雪里盘旋。

真的是恍如隔世。

我纳闷着，身体如此配合故事的需要而升降温度，为的是协助我回到当时的环境与气氛去感知故事吗？这是我第一次感受前世回溯的威力，也体会到身体的神秘。

我是个逻辑思维很强的人，这是福分也是诅咒。凡是书中所说，我很少会照单全收，非要自己体验不可。多年前阅读了布赖恩·韦斯（Brian Weiss）谈论前世今生与轮回的两本书，便对前世回溯一直半信半疑。

我曾为了要体验前世故事而参加回溯的工作坊。那一次，整个大厅中百分之七八十的人，都在主持人引导之下，进入恍惚沉睡的状态，只有我还是十分清醒的旁观者。那个前世回溯专家所引导的冥想，对我毫无作用，我既没看到什么画面，也没有什么特别的感受。那次失败，让我一度怀疑前世回溯是不是冥想引导出来的想象情境？

然而，这次回溯经验是这么不容置疑。透过身体的知觉引导，我的感受如同呼吸一般真实，连身体的不自觉反应、对周遭温度的感应，都成了叙事的一部分。如此一来，证明我自作聪明的头脑其实无法操控这个故事的进行，因此，我所感知的景象不可能是我头脑想象出来的。而且，故事中的人所体验的情绪，在我的身体中也引发非常清晰的回应。

头脑并不知道脚本，只有身体知道。

我想起这辈子的几次感情关系，总是在忌妒、遭受背叛这些议题里打转，显然这是我累世的功课；功课做不好，所以转世回来，继续修学分。

这个故事，让我体会到忌妒与暴怒所带来的杀伤力。当那毁灭性的力量在体内引爆的一霎，如山洪狂喷而出，不可收拾，摧毁自己和周遭一切。我诉诸情绪的倾向，在我的情感关系中造成的不是亲密，表达的不是爱情，而是占有与伤害。

看到自己过去曾经犯下的罪行，如当头棒喝。我的生命观与情感观在那天下午受到巨大冲击，感情模式从此不得不更新。

我以为是"我"选择了"亲密关系"的议题来工作，其实，我的深层意识老早就安排好了。在安迪还没有决定我为示范对象之前，在我身体开始变冷的时候，这个故事就已经发芽了。冥冥之中，在另一度空间，剧本已经写好了。

那次的神秘经历，加上日后在疗愈和教学时所见证的数百个个案，让我不再拒斥灵魂的转世轮回之说。姑且不论这些故事是不是真实的叙事，或是如梦一般的隐喻与表征，甚至可能是介于两者之间的产物，这些故事叙述并不是随机发生的，它们总是跟着疗愈工作的议题打转，而且每每带给当事人深刻的觉察与醒悟。

身体是通往前世记忆的最佳途径

我们的前世印象从何而来？储存在何处？它如何被勾起？怎么读取？这些前世的故事对我们的疗愈和成长有什么贡献？我们所撷取的这些故事真的都是我们的吗，还是我们从荣格所谓的集体无意识里萃取出来的印象？

我的经验告诉我，我的意识无法参与前世经验的读取，可是当我倾听身体，它却很忠实地呈现相关的知觉，协助我感知故事。虽然，回溯前世未必得通过身体，可是，身体的确是通往前世记忆的可靠途径。

印度哲学认为，有史以来每个生命的每个想法、话语和行为、我们所参与的每件事，都记录在阿卡习档案（Akashic Record）里。"阿卡习"这个词的本义便是所有存在过的能量振动所汇聚而成的宇宙记忆。你也可以把它想象成是录音带或录影带。阿卡习档案这个概念很接近荣格所诠释的"集体无意识"。如果真有这个场域，那在回溯前世的当下，从中提取对我们学习有助益的记忆，来刺激我们的认知和觉醒便是合理的推论。

对于前世回溯，安迪・哈恩有相当圆融的观点。他认为人的存在有小我（self）和大我（Self）之别。小我受制于物质世界的规则，于是死亡之后，肉身回归尘土。然而大我因为是属灵的性质，并不受限于此，而是受更高规则统御，于是这部分的能量在我们死后依然继续存在，它可以超越时间与空间，甚至超越不同的生命（lifetime），而这部分永续存在的能量也携带着我们累积的所有的经验。我们从经验当中整合的部分变成我们的学习，而尚未整合的部分则形成创伤。

生命总是不断地创造机会和经验,促使我们疗愈这些尚未整合的创伤,好让生命能够更趋完整(wholeness),这是生命本身,或者说宇宙整体的内在驱动力[1]。

场域之谜

其实场域层层叠叠,个人的场域、家族的场域、族群的场域,彼此的讯息互通,并没有清晰的界线,而且其沟通并不受时空距离的限制。

先不说个案的故事,我个人在进行自我疗愈过程中,至少经历过三十多次的前世回溯,其中还包含曾曾祖父自大陆漂洋来台的移民焦虑。那一次回溯时,我感受到的焦虑都集中在胃部,呈现遭受侵蚀的痛楚,难怪父亲家族的亲友几乎都有胃疾,祖父也因胃出血去世。

为了解开这个谜题,还是先看看场域的本质和运作原理吧。

全像宇宙观

在《全像宇宙投影三部曲》(The Holographic Universe)一书中,迈克尔·塔尔博特(Michael Talbot)利用许多科学实证,解说人类的场域事实上是个全像投影(holographic)的运作模式。

在这个模式之下,整体持有每一部分,而每一部分也各自以它独特的方式呈现出整体。诗人威廉·布莱克(William Blake, 1757—1827)的名

---

[1] 参考安迪·哈思所撰写的 *Life Centered Therapy: An Invitation to Remembering*,第2—3页。

句,述说的就是这样一个全像的宇宙观:

从一粒沙,看世界
从一朵花,看天堂
无限在你的手掌间
永恒在一个钟头里

从这个观点来看,我们的身体拥有每一个细胞,而每一个细胞也握有整个身体的蓝图。这也是为什么细胞生物学家可以通过一个细胞复制出整个生物体。

由此观看人类,我们每个人不也就像是宇宙的一个细胞吗？宇宙包含我们,而我们每个人这个"小宇宙"也是整个宇宙的微观。整个宇宙的进化,是透过每个人对生命独特的表达来实现的。

于是,我们生命里任何微小的变化,也都会立即反映在全世界的每一处。

大海与波浪

一行禅师阐述佛理时,喜欢以大海和波浪来比喻生命的源头和个人的关系。他说,我们每个人就好比是波浪,然而我们的本质都是大海。当波浪升起时,有它独特的形状和活力;当波浪沉落消殒,便又回归大海。所以,每个波浪虽然在升起的那一刻有各自的形态,其实根源都是相同的。这里说的也是全像宇宙观、能量不灭定律,只不过运用的语言更有诗意。

形态场可以传递与分享讯息

另一个关于能量场域革命性的论述来自于卢珀特·谢瑞克（Rupert Sheldrake）。这位英国的细胞生物学家发现，每个活着的细胞、组织、器官、有机体都有各自的场域。他把这些场域统称为"生物形态遗传场域"（Morphogenetic Fields），或者简称为"形态场"。[1]

生物学家一度曾经十分困惑，既然我们全身的细胞具有一模一样的DNA，究竟是什么因素，让细胞自行分化为不同的组织、不同的器官，执行不同的功能？谢瑞克说，正是因为人类根据所遗传的"形态场"来界定细胞各自该扮演的角色，我们才没有在肛门长出牙齿，或在肚脐出现头发。谢天谢地！

"这些自行组织而形成的场域所具有的影响力，类似我们的磁场，或其他相似的自然场域。"谢瑞克进一步解释，这样的形态场域兼容资讯与记忆，而且具有学习的能力，他提出"形态共鸣"（Morphic Resonance）来解释这种特殊现象。[2]

最寻常的例子是，当屋里有把弦乐器时，某些特定的声波刚好会引起某根弦共振而发出声音。这就如同我们把收音机调到特定的频率，便能够接收特定电台发出的波频。这种共振现象是根据选择性（selectivity）的原理来运作，也就是说，在无数的振动频率里，我们的系统仅会对和我们特质最接近的振动频率产生共鸣，而且受其影响。谢瑞克的实验证实，

---

[1] 参考卢波特·谢瑞克所著的《形态场共鸣》（*Morhphic Resonance*），第4章。
[2] 同上，第84—86页。

只要有一个系统出现,它的振动频率会引发过去曾经存在过的,与它相似的系统的复苏,重新进入场域,而且,这样的情形可以跨越时空及向度(dimension)。

于是,一个生物的群体若学习了一个新的行为,其他地区的同样物种可能突然之间都会发展出同样的行为,即便是相隔很远的距离和时间。场域的资讯似乎可以跳跃,穿梭时空,与同种类的生物分享。

在英国有个有趣的例子是,突然之间,所有的蓝山雀(blue tits)都懂得要把放在门口的牛奶瓶上的盖子啄掉,以便饮用牛奶。我想,那阵子,递送牛奶的人一定很头痛;还有,收牛奶的人一定得比蓝山雀起得早才行。

谢瑞克还曾对刚出生的小鸡做实验。他用黄色的小灯照射刚出生的小鸡之后,马上再注射一种令它们不适的物质。小鸡很快便学会黄色灯光是不好的,因此产生强烈反感,并且极力避免黄色灯光。有趣的是,在这之后出生的小鸡,也都一致对黄色灯光很反感,尽管它们没有被注射任何东西,也不曾目睹其他小鸡被注射任何东西。

这个例子说明了,在生物群体当中,创伤和经验都是可以借由场域传递下去。

我相信,根据同样的道理,恐惧症、信念、疾病也都可以透过形态共鸣的原理被传承。微生物细胞学家布鲁斯·利普顿(Bruce Lipton)曾举过一个例子,他说有一个家族有心脏病的遗传现象,有趣的是,连他们领养的小孩,也罹患和其他家人同样的心脏毛病,可见遗传并不是透过基因传递,而是透过家族里的动能(family dynamics)。这个"家族里的动能"听起来是类似形态共鸣场的运作。我的个案阿杰两岁时,大哥溺水而死。他不曾目睹那个悲剧,也不曾有和水相关的任何意外,可是从那时开始,他便不能泡澡,无论如何,他就是无法让身体浸泡在水里,直到我们处理了大哥的死亡对他的影响,之后,阿杰再也没有泡澡的问题。

形态场和形态共鸣,不仅塑造了我们的样子和习惯,也让我们接收所有前人的智慧或经验,同时,我们的学习与经验也继续加入这个场域。这是一个持续的、双向的沟通。而且,通过这个场域,我们可以和其他所有类似的场域联系,于是,整个人类累积的智慧便都是我们可得的资源。想想看,这不就像是拥有进入一座超大型中央图书馆的通行证!所谓的"天才",或许是共鸣场域特强、能够凭空下载并且处理大量讯息的人。

所以,场域同时是透过全像观点和形态遗传,以及形态共鸣的道理在运作。我们不但与万事万物互相联系,也不断受到全人类过往所累积的智慧与经验影响,而且我们的作为、想法和经验也正在塑造这个世界,改变人类的集体意识。

前世印象的根源

至于前世印象则是更神秘的现象。科学家对这个话题十分着迷,想想看,如果"转世之说"能够被验证,意味着就算身体消殒,我们的心智能量依然将携带着我们的特质继续存留于世。

关于转世之说的故事多得数不清,最著名的例子是西藏佛教寻找死后转世喇嘛的古老传统。旧金山的心理学家海伦·万巴赫(Helen Wambach)花了二十九年的时间,锲而不舍地研究前世经验的现象。她经由许多小型工作坊,催眠了数千人,让他们回溯特定的时间,并询问特定的问题,然后详细记录这些人透露的前世身份和生活细节。经过统计的结果,她惊讶地发现,他们所叙述的细节非常接近历史事实的演进。而且这些人 90% 是庶民,如农民、劳工、食物采集者等等。[1]

依此推论,前世的印象、祖先们的故事,甚至集体无意识里的原型故事,有几个可能的来源:一来可以透过全像观点取得,二来可以经由形态场域的共鸣而来,还可以发生在灵魂自身存档的记忆库。

在这样的一个宇宙观之下,所有的事物交互联系,意识也没有边界。创伤或智慧,恐惧或信任,脆弱或力量,不同时空的故事,都可以通过这个人和集体交融的场域而显现。这个场域,也正是印加萨满与神秘学家集结的会所。

即便不相信灵魂转世之说,集体无意识或形态共鸣场域的解释,依然能够说明前世经验的取得是可能的。而前世记忆既可以储存在我们个别的场域,也可以储存在家族的或人类的集体无意识的场域。想想看,个人藏书、地方图书馆和中央图书馆的差别吧!要看引起共鸣的事物是什么。

心理学家罗伯特·安德森(Robert Anderson)说,我们每个人提取资讯时,通常是依循某种暗示的法则(implicate order),我们会选择性地摄取那些和自己的记忆产生关联的,或引起共鸣的资讯。就像调音叉,只有在另一把与它结构、形状以及大小相似的调音叉跟前才会产生振动,是一

---

[1] 参考《全像宇宙投影三部曲》,第 213-214 页(此为英文版页码)。

样的道理。这说法和形态共鸣的论述异曲同工。

所以,当我进入这个超大的中央图书馆时,选择阅读哪本书,依然是根据共鸣原则在运作。我并没有因而变成一部百科全书。

人的"倾向"真是神秘又有意思。我想,我的灵魂大概好几辈子都在玩音乐、作疗愈,对于音乐或疗愈的书籍与理论,我一读就通;可是对于地理植物,我死记硬背都没办法。大概是我的调音叉欠缺这个音色,无法引起共鸣吧。这也是俗话所说的没有这方面的"慧根"。

前世记忆的启动

根据安德森的说法,我们或许可以进一步理解过往的记忆是如何启动,怎么被勾起的。

个人的记忆也好,集体的记忆也罢,都存在于场域里。当我们的神经系统由于个人的遭遇而产生一组活动,而这组活动的振动模式恰好与过去某个记忆的事件的振动模式相似,借由场域共鸣的原理,便启动了过去事件的记忆。这个被唤醒的事件可以是存放在个人图书馆(前世或今生 —— 我们自己发生的事)、地方图书馆(祖先们或部落 —— 遗传的故事),也可以储放在中央图书馆(集体记忆中 —— 原型的故事)。

如此看来,叙事疗愈是个有机的转变过程。

在大多数情形,我们不需要去分析故事,个案体验了故事,自然会产生智慧去理解自己原有的问题。

可是,如果一个过去的记忆复苏了,而我们并未察觉,那就麻烦了。因为大脑无法分辨这是过去的记忆还是现在的真实,况且,复苏的记忆也带动当事人从前面对类似事件时的反应。于是,虽然我们在面对的是一个新的经验,却不自觉地做出一个老旧而且不合时宜的回应。

许多人的困难都缘于他们受困在一个记忆里,却未察觉。

下面沙丽的故事,正好可以说明这个现象。

个案故事

前世今生混淆的观点

沙丽有个论及婚嫁的男友 A,原本关系十分甜蜜,然而最近她和前男友 F 意外重逢,造成情绪动荡不安。她察觉自己仍然强烈被 F 所吸引,她甚至对 F 目前交往的女友出现非理性的妒忌。这致命的吸引力导致她开始质疑自己和 A 是否合适,许多事情都开始不对劲。

"我觉得冥冥之中,我们就是要在一起的。F 从前换过很多女友,很花心,可不管他跟谁在一起,都只是短暂的,我感觉他最终会回到我身边。可是,F 这个新女友让我感到他们关系很稳定,我的梦想就要破灭。"沙丽说着,愈发难过焦虑起来。这个突如其来的念头让她十分意外。她想要了解自己为什么会突然陷入对 F 的迷恋,她想理清楚自己究竟喜欢谁。

能量测试告诉我,为了解决这个难题,我们必须取得一个前世的故事。通过身体的引导,沙丽进入古代,她看见自己身着中国的绸缎衣裳,梳着发髻,F 也在这故事里:

我把梳子摔向镜子,镜子哐啷一声碎了,我的爱人离开我,我气得大哭。他是个花心大少，这次，他又离开我和其他的女人在一起。我觉得自己日渐衰老，渐渐比不上那些年轻的女子。我一定要证明自己还有魅力，可以让他再度回到我身边。我每天都在等他回来，可是，他终究没有回来。我一直等一直等……

沙丽哭起来，故事在此打住。她终于清楚自己最近的慌张焦虑，莫名其妙的忌妒较劲，甚至想要挽回 F 的强迫性想法，都是来自这个前世纠葛。她现在的反应跟在故事里如出一辙。似乎，与 F 的重逢，加上 F 的新女友，唤醒了灵魂深处的伤口，沙丽重新启动她在那个回忆里面对 F 的情绪与态度，但她意识上却未察觉。我们最后发现，连同沙丽一开始说的话，譬如"两人注定要在一起"、"还在等待 F 回心转意"等等，都是她前世叙事的一部分。这样混淆时空带来的盲目和茫然，差点断送她目前和 A 拥有的良好关系。

我们使用能量的介入治疗清除了她前世故事所持有的遗憾与信念。然后，好像遮蔽眼前的云翳消散了，沙丽对于 F 的强迫性迷恋霎时消解，和男友 A 又恢复亲密的感觉。

那次治疗之后没过多久，沙丽又在另一个派对上巧遇 F。这次她如实看到 F 的为人，对他们之间的关系不再存有不切实际的幻想，反倒是祝福 F 这次和新女友能够长长久久。

沙丽的故事让我们看见前世回溯的叙事所可能带来的疗愈效果，它甚至有转化两人旧有关系的动能。许多时候，这样的故事疗愈，能够为当事人的问题带来戏剧性的转折。

前世叙事带来新的观望角度

如此的叙事治疗，在跳脱时空之际，使我们取得对于原始事件和涉及的人物不同的观望角度，也帮助我们看见灵魂过往的创伤与执着。生命如一条涓涓不息的河流，我们爱过，也恨过，伤过人，也被伤过，还有什么不能放下呢？所有的事件与经验，都是来协助我们学习的材料，促使我们拥有更宽广的视野与胸襟。

更棒的是，这些故事并不是由我通灵而转告个案的，而是个案经由自己的感知与直觉所取得。这股自我疗愈的能力，带给一个人很大的自信与满足。

明白了问题缘由之后，是否就自动解决了问题呢？未必。明白之后，只是给我们一个新的机会，重新选择。利用觉知与觉察带来力量，帮助我们意识到当类似情况发生时，能够针对当下的情况妥善回应，不再演出老旧的戏码。

这是善用我们的自由意志的时候。

以上述的例子来说，沙丽仍然必须下意识做出选择，以更诚实的态度面对男友和自己的关系，觉察自己对感情的幻想与渴求，甚至主动在目前的关系里注入浪漫的养分。沙丽表示，这次疗愈之后，她与男友的关系愈来愈坚定。

当然，疗愈不一定要从叙述故事着手，更不见得需要回溯前世，这仅是疗愈的途径之一。

灵魂的后创伤后遗症

在生命里，我们总不免会遭遇一些事，而受到惊吓。如果惊吓程度非常严重，而我们无法承受对于那个经验的消化，就会形成心理学上所说的"创伤后压力症候群"（Post-Traumatic Stress Disorder, PTSD）。

创伤后压力症候群不只会出现在自我（ego）的层面，如果灵魂在累世的经验里遭遇到太骇人的事，也会深深受创。

个案贝琪来找我解除一个她多年来不断重复出现的梦魇：她看见自己在尸横遍野的战场，哭号着寻找一个人。梦总是在此戛然而止，没有下文。当我引导她进入回溯时，她骤然大哭，故事很快浮现了。那一世的她生在中国，是个领主的女儿，却爱上与她身份并不相配的将士。爱人没有勇气向她父亲告知与她的恋情，他们因此吵架，他一气之下自愿出征，参与危险的战役，结果再也没有回来。她痛心疾首，悔恨交织，既生气情人不守誓约、弃她而去，也懊悔两人的争执导致这样下场。于是，她在战场上慌乱寻觅爱人的尸首。

这个前世的爱人是贝琪如今的上司。和他在此一时空重逢，似乎勾起了这一段往事。那创伤片段，如同电影里的定格，被卡住截断，停放在她的潜意识，在睡眠时反复播放。

催眠治疗师迈克尔·牛顿（Michael Newton）毕生致力于研究灵魂在一个人死后的动向。他说，灵魂的光体就像是身体幽微的轮廓。死后，大多数人会把身体蜕下，只剩灵魂光体返回灵界。然而，有些灵魂光体仍会携带着此生经历的创伤印记回到灵界。这些烙印在灵魂能量体的伤痕有时会随着转世再度出现。[1]

美国知名的通灵者和预言家埃德加·凯斯（Edgar Cayce）以及简·罗伯茨（Jane Roberts）都认为，实际上，我们的过去和未来都同时存在于此刻，生命整体所呈现的是多次元的真实（multiple-dimensional reality）。而我们的每个人格在每个次元里的表现，都构成一个更巨大的灵魂的一部分。[2]

罗伯茨因此相信，我们能够感知这些其他的次元里的"生命"，从中获得知识和了解，以便协助我们蜕变。我们怎么过目前的这一生，也正在影响着过去与未来的生命。

不管是自我今生的创伤或灵魂累世的创伤，故事都只是手段，不是目的。它的出现是来为我们的成长与疗愈服务。

苏菲大师音那雅·康（Hazrat Inayat Khan）相信，每个人内心都有一缕神圣的光，连结着源头的意识，这光便是我们的灵魂。人无法让灵魂随着想法起舞，只能让自己成为一把乐器，供灵魂弹奏。疗愈了创伤，便是把自己的音色调整好，成为一把和谐的乐器。

关于前世今生和灵魂种种一切，还是迪帕·乔普拉（Deepa Chopra）说得好：

> 我们的灵魂是所有意义、关系、来龙去脉、神秘故事和原型主题的汇

---

[1] 参考迈克尔·牛顿所著的《灵魂的命运》(*Destiny of Souls*)，第87页。
[2] 参考芭芭拉·安·布莱南（Barbara Ann Brennan）所著的《光之手》(*Hands of Light*)，第243页。

聚，由此，我们产生每天的想法、回忆和渴望。

我们每个人几乎都在不自觉的情况下，自动参与这些发生在我们生命中的故事。我们就像是演员站上舞台去演戏，每次却只拿到一行台词，我们演着这戏却不了解整个故事所为何来。然而，当你和你的灵魂取得联系，你便会清楚看见完整的脚本。明白以后，你依然参与故事演出，可是现在你是喜悦地、全然地、带着觉知地参与。[1]

---

[1] 摘自迪帕·乔普拉所著的《同时性命运》(*Synchro-Destiny*)，第90页。

第二部
能量心理学

这是一份简单的地图：
起始自能量心理学的起源演化，
沿途窥视它的方法学与它关于疗愈的崭新观点。
希望经由故事与解说，让你体会能量心理学的奥妙，
探索它对你而言的各种可能。
我的企图是在抽象概念与生活之间架起一座桥梁，
在能量心理学的多样表现当中，把梳对疗愈的思考和变革，
以及它对于自我觉醒和自我疗愈的深远影响。
这里介绍 TFT、EFT、TAT 和 GSH 等疗愈法则，
目的是为了推广这些方法，分享我的使用心得。
书里所记载的个案乃至对于方法的诠释是我个人的理解，
并不代表各发明者的意见。
如果你对这些方法感兴趣，希望更进一步学习，
请参阅各章末注释所载的网站及书籍。

缘起和演化

"能量心理学",顾名思义,意味着心理的问题是可以透过身体精微的能量系统来处理;我们对于某些情况固着的回应方式,我们受过去的经验所牵制而形成的认知行为,都可以在此找到解答。然而,在更深的层面,它也影射所有心理问题基本上都是从能量系统出发;在身体能量的场域、结构、流通当中,我们可以找到这些心理问题的端倪。

这一门学问在心理学的原理和东方的能量医疗之间架起桥梁,它认为所有的问题都是来自能量的流动受阻所导致的不平衡。想要彻底解决问题,自然必须率先处理能量系统中阻滞的现象。

它的运作原理奠基于一个重要的观察:

特定问题所带给我们的困扰,就如同一组讯息代码写入(encode)我们的能量系统;于是,每次我们想起或谈论这个问题时,这组讯息便会在能量场中出现。为了解除困扰,我们必须改变这组紊乱讯息。而通过刺激穴位或调节能量场,可以迅速传递新的讯息给大脑、给每个细胞的情感受器。当紊乱讯息得到重整之后,困扰就会消失。

因此,就算心理的困扰分别显化为行为上、系统上、心智上、神经病理学,甚至生物化学上的各种毛病,归根结底,真正不断制造这些问题的,还是分布在能量系统里与这些毛病相呼应的特定讯息。是这些讯息在微调,在操控,在激发问题的繁衍,也是它持续引发惯性行为与反应。[1]

---

[1] 参考弗雷德·加洛(Fred P. Gallo)所著之《能量心理学》(Energy Psychology),第13–15页。

然而，当前的心理治疗传统以谈话治疗当家，好像所有的问题都纯粹发生在精神领域，与身体的经验无关。这样的治疗方式虽然能够帮助我们从理智上理解所发生的事件，却无法消除这事件存档在人体能量系统中的紊乱讯息。因此，尚未完全疗愈的创伤就像是沉睡在地窖里的龙，等着苏醒，兴风作浪。一旦日后遭遇与原始事件有些微雷同的模式，创伤的相关记忆就会复苏，讯息代码再度周旋在能量场，制造出相同的生理心理反应。

能量心理学和传统治疗方法最大的差异在于，它以不同的路径去面对创伤与困扰。它会在当事人回溯困扰事件的时候，通过穴位的刺激，送出能量脉冲到大脑，中断这个回忆所引起的强烈情绪反应。它的工作重点不再是去分析这个创伤回忆或了解它的意义，而是重新整顿能量讯息场，消解它导致的激烈情绪反应。当事人仍然会保有那个事件的记忆，但是不会再感受到在幕后肆虐发泄的情绪。然后，在这比较平静的状态下，当事人的内在觉察与智慧便自然浮现。

从物理学上来看，传统咨询仍奠基于牛顿的因果（cause-effect）论，一切依循一定秩序而运作，改变也是依此机械原则而发生。在这一观点之下，刺激（来自环境或认知）是"因"，而回应是"果"（症状或问题）。能量心理学则跨入量子物理的领域，推翻原有的秩序。从这个视角切入，宇宙不再循规蹈矩如牛顿所愿，一切都更暧昧，变动更频繁，讯息可以弹指之间更新，症状也可以随即变化。

诚如在《精微体》（The Subtle Body）一书前言里，作者辛迪·戴尔（Cyndi Dale）所强调的："万物皆是由能量所构成：分子、病原、处方药，甚至情绪。每一个细胞都是带电的振动,而肉体本身也发散着电磁场。人体是由无数能量系统组成的复杂系统。疾病本是由能量失衡所导致的,因此平衡一个人的能量,就能恢复其健康。"

从能量心理学的视角望出去,我们的想法呈现在思维场里,我们的负面情绪植根于能量讯息密码中,我们的困扰事件存档于能量结构中。在这个范畴里,只要找到法门,改变的确可以是当下、即时,甚至是全面性的跃进。

心理学家菲尔·墨伦据此呼吁,心理治疗工作者应该认真探索能量这个精细敏锐的系统与精神心理的交互作用。他认为,谈话形式的心理治疗虽然有其价值,但也有许多局限,因为它无法有效处理创伤或问题写入身体能量系统的讯息。于是,"每次谈话,这组讯息都会跟着出现,然而,因为没有获得处理,于是被身体一再回收,导致有些当事人会出现'愈谈愈糟'的情况"[1]。

这个挫折,促使菲尔开始探索能量心理学和其他另类疗法。十多年来,菲尔以身试法,不断学习,并且教授能量心理学,他的《心理分析的能量心理治疗》一书,堪称介绍能量心理学的学术经典。

一次一起喝咖啡,菲尔告诉我,在他目前的心理咨询中,能量的介入疗法已经是必备的辅助工具,"如果你可以敲打一些穴位来取得可能要十次谈话才能达到的效果,为什么不做呢?"

有类似想法的心理咨询师,这几年在欧美迅速增加。固然,本书所

---

[1]《心理分析的能量心理治疗》,第 4 页。

介绍的这些疗法在当前的学院训练系统里仍然未获采纳，但它的实际效果早已使许多从事心理治疗工作者对它倾慕不已。明里暗来，能量心理学的多种方法都逐渐被整合吸纳，渗透迂回，走入传统的心理治疗过程中。

对高效率疗愈的疑虑

对于能量心理学的方法得以如此迅速地转化个人的创伤，甚至于如外科手术般精准地移除具有破坏力的情绪，好些人感到难以置信。最普遍的疑虑是："如果不再把力气导向对创伤的分析挖掘，这会不会剥夺一个人对于自己的问题所可能产生的洞察与了解？若不去检视事件的细节，又怎么可能探究一个人心理问题的根源？这样的治疗，会不会流于肤浅？"事实上，我自己在一开始使用这些方法时，就有这些担忧。

可是，后来的经验让我看到，当一个人移除了对于某记忆的困扰情绪，更新了能量讯息场之后，他对于原有事件的观看方式会立刻改变，一组新的理解和自我认知行为会自然发生。之后，当事人在提到原始事件时，会使用不同的语言来描述，而他与问题之间的关系也随之转变。

中医的医病观

说起能量心理学的发源，还得回溯中国的老祖宗黄帝。两千多年前，《黄帝内经》当中已经记载人体的穴位与经络，详述气（能量）对健康的影响。内经认为,当气的流动通畅,表示人体健康;当气的流动受阻,则形成疾病。受阻的"气",则可以通过刺激穴位,来让经络恢复畅通。针灸医师使用的针,就像是个超感导体,长针一刺入穴位(能量汇聚处),立刻接引原本阻断的能量之流。

究竟中国人是如何发现这肉眼看不见的能量通路,十二经络,任督二脉,以及精细复杂的穴位分布呢?这至今是个谜。

然而,中国并不是唯一觉察生物能量(bioenergy)系统的古文明。早于《黄帝内经》两千多年,古印度文献里已经记载使用能量系统的治疗过程。不同于中国的是,古印度把健康的重点放在脉轮的平衡,脉轮也就是人体的能量中心。

因此,东方医学自古便发展出一个环环相扣的医病观。疾病从来不是单独的现象,是五脏六腑失调,是奇经八脉受困,是脉轮羸弱所导致的后果。譬如咳嗽,虽然是呼吸器官和肺部出现症状,根源却可能是脾经虚弱,于是生痰,痰累积于肺部,所以喉痒咳嗽。然而若更进一步探索脾经虚弱的原因,却可能发现肾经乏力,导致体内湿寒;而压抑的情绪,委屈或愤怒,极可能是造成这一切的主因。

能量心理学便是采用这个医病观来进行疗愈,以各种介入疗法促使能量流通,平衡能量中心。

古德哈特的意外发现

一九六四年,底特律的整脊师乔治·古德哈特(George Goodheart)

在治疗一个患者时意外发现,当他按摩患者的韧带肌肉与肋骨衔接的某个结节时,那原本萎靡的肌肉突然变强,恢复功能,而患者原先突出的肩胛骨也骤然挪移,回到正常的位置。这个意外促使他继续探索人体中这些特殊的反射点,也就是中医所谓的"穴位",对于肌肉强弱的影响。古德哈特进一步发现,如果轻压反射点不管用,也可以用手揉搓中医记述的特定经脉,依循它的运行方向,来让患者恢复健康。除此之外,古德哈特觉察肌肉的强弱其实与淋巴系统、血液循环、能量系统和器官的是否失衡有关。同时,一个人的想法和情绪对肌肉强弱亦有影响。

古德哈特当时并不知道,自己在诊疗床上摸索出来的这些道理,竟然引发日后疗愈法则和诊断方式的全面变革。他最卓越的贡献是,发现经由测试肌肉的强或弱,可以取得人体能量系统里的讯息。正是这个发现,催生了后来的"应用人体运动学"(Applied Kinesiology),也就是如今俗称的"肌肉测试"或"能量测试"。

"应用人体运动学"是一门相当复杂的专业学科,一般从事另类疗愈者仅是采用它最简单的原理来探询身体能量系统或潜意识的反应(请参考110页"肌肉测试——探询无意识的方法")。

二十世纪七十年代美国的整脊师协会因为古德哈特的关系,出了几个风云人物。其中,约翰·提尔(John Thie)把这些中医穴位刺激的原理整合,形成一套大众化自愈系统,命名为"健康触"(Touch for Health);提倡以手轻压某些穴位,来治疗身体的毛病,释放压力,促进健康。"健康触"目前盛行于五十多个国家和地区,台湾也在不久前引进了这套系统。其中一个方法是我自己经常使用的"额骨枕骨握持法"(Frontal Occipital Holding,简称FOH,见图),这是释放压力、平衡能量非常有效简便的方法 [1]。

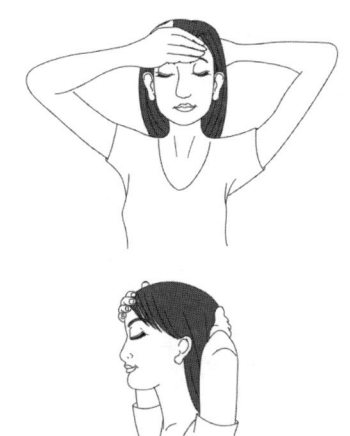

然而,第一位把肌肉测试运用在心理咨询和精神医疗的人,却是澳洲的精神科医师约翰·戴蒙德(John Diamond)。戴蒙德虽然不是整脊师,但为了研习肌肉测试,他说服古德哈特,让他加入美国整脊师协会,以便取得能量测试的方法学。

不按牌理出牌的医师

虽然是个精神科医师,戴蒙德却不太喜欢开药给病人吃,药物的效应太短暂,他宁可相信每个人内在的自愈能力。他建议每个生病的人都要先问自己:"我到底做了什么,创造出这个疾病?"对戴蒙德而言,疾病都是历经好几年才形成的。这意味着,有个内在的失衡状态持续了许多年,当事人没有觉察或纾解,于是形成了疾病。

他强调每个人都该为自己的身体负责,病人健康与否的责任不该落在医生的肩上。医生仅能从旁协助当事人改变情感、态度和信念,来增强他

---

[1]《心理分析的能量心理治疗》,第 33 页。

的生命力、发挥自愈能力。对于无意为自己的健康努力或负责的当事人，医生的努力是徒劳的，疗愈也不会生效。

戴蒙德批评精神科医生，花过多时间让病人专注在过去的负面事件以及负面情绪当中，而忽略了正面信念（affirmation）的疗愈力量和防治效益。

这些深具前瞻性的看法，至今不断获得验证，后来更成为另类疗法常见的论述。可是别忘了，戴蒙德在七十年代初便独排众议，提出这些说法，无异于在精神医学界丢下一枚炸弹。

我特别喜欢的一个故事是，有次戴蒙德受朋友之托到医院探望一个病入膏肓的老人，医生同僚们断定他即将不久于人世。戴蒙德见到老人时，他苍白憔悴，奄奄一息，嘴巴和身上发出恶臭，基本上是个已经叫人放弃的患者。戴蒙德不知道能够为他做什么，于是问他："你能够想象自己真正好起来吗？不仅是没有现在的病，而且是过得很好，走路轻快，眼睛闪亮。你可以看见自己活得积极健康，身板挺直，活力充沛，而且徜徉在大自然吗？"

老人认真想了一想，出人意料地，他说："可以。"戴蒙德立刻替他做胸腺测试（thymus test），这时原本一开始能量测试为弱的胸腺竟转变为强；哪怕戴蒙德引进其他事物来扰乱他惊吓他，老人都能持续维持测试强度。胸腺主导一个人的免疫系统，如同中医的檀中穴，是多方能量汇聚之处，像是保护我们的大将军。戴蒙德让老人看到，这个对自己未来的正面想象，在一瞬间让他的身体变得强壮了。灵机一动，戴蒙德拿出白纸贴在病床前的电视上，告诉老人："你从今天开始，每天只要一有空就看这里，想象自己健康又充满活力的样子。"接着，戴蒙德又问他："你觉得自己最快什么时候就能够恢复健康，从这个医院离开？"老人说："十天后。"戴蒙德心里嘀咕,他未免也对自己太乐观了。然而,他继续给这老人独特的处方:"那好!看着这张纸,想象你的健康正在好转,而且你在从今天开始的十天以后,走出这家医院。"戴蒙德给老人下指令。

十天之后,这位老人果真自己从医院走出去,完全恢复健康,让主治医生们称奇不已。

我想,那张纸上上演的节目一定很精彩。老人自己编写的剧本,重燃他对生命的渴望,打败他的疾病。那张白纸上有个厉害的无字处方。老人后来在遗嘱里交代孩子要把这张白纸放进他的棺木,一同下葬,因为这张纸救了他一命。

情绪与十二经络

戴蒙德将古德哈特的发现系统化。他的两本早期著作《你的身体不会说谎》(Your Body Never Lies)以及《生命能量》(Life Energy)可以说是能量心理学的先声,甚至是晚近"意识灵药"(Conscious Medicine)的先驱。戴蒙德所谓的"生命能量"指的就是中国的"气",印度的"prana";对他而言,"气"也就是"精神"(spirit)的同义词。

戴蒙德说,生命能量在身体里随着经络运走,带给器官以活力。然而,如果身体或心理的因素导致"气"不平衡,疾病便会随之而来。相对而言,如果我们生病了,也就意味着我们的气不平衡,情况若持续下去的话,就会导致特定的心理或生理问题。[1]

---

[1]《生命能量》,第5页。

戴蒙德发现一个人的情绪和想法会影响能量的强弱，譬如，悲伤会降低能量，快乐则提升能量；伴随某些负面情绪出现的常是一组特定的想法，而想法和情绪之间相扣，会产生连锁效应。他甚至发现图像和音乐也能立即影响人的能量，譬如，听重金属摇滚会削弱一个人的能量，而观赏特定的图画则可能有害健康。日本作家江本胜（Masaru Emoto）在《水的信息》一书中，图文并茂地呈现水对于情绪意识的灵敏反应，戴蒙德若读了应该会心有戚戚焉。水一样是喜欢听巴赫，不喜欢重金属摇滚。

戴蒙德进一步找出各种情绪和中医十二经络的关联。根据他的研究，每个经脉都对应到一组可以强化或削弱它的情绪及想法。只要按压特定穴位就可以测试每个经脉的强弱。对于测定为弱的经脉，我们可以把注意力放在相关的正面信念上，以抵消与其相关的负面情绪和想法。

戴蒙德就此归纳出一组针对个别经脉的测试穴位，以及正负情绪和信念的对照表，并且列出矫正特定负面信念所需要使用的正面信念。[1] 譬如：眉毛开端的膀胱经穴位，和创伤、挫折、不安宁、不耐烦有关，若测试为弱，可以轻敲此穴位，同时复述一个正向的句子："我是平静的。"眼睛旁边的胆经穴位则和愤怒、狂暴有关，要中和这个情绪，可以轻敲此穴位，同时对自己确认："爱和宽恕充满我的心。"

这是首度把能量测试与认知行为学结合起来的尝试。

正是因为戴蒙德提出来这个经脉和情绪的关联，整个能量心理学的进展迈出革命性的一大步。我们可以大胆假设，没有戴蒙德，就不会诞生

---

[1]《生命能量》，第117页。

后来的"思维场疗法"（TFT），或者当今使用最广泛的"情绪释放的技巧"（EFT）。戴蒙德所耕耘的土壤，让接下来的能量心理学或相关疗法能顺利播种。

可以说，戴蒙德是个真正注重整体疗愈的医生和思想家。他对治疗的思维，历久弥新。而对他的医生同僚们，戴蒙德呼吁："忘了医疗诊断书吧，那不过是一个名称，一个标签。治疗师应当突破工作单位给予的狭隘限制。当他面对患者，他必须考量那人的整体，膜拜那人的存在。因为，我们每个人都受同样的病折磨着，这病就是我们自己。还有什么是比患者的名字本身更好的诊断标签呢？"

能量心理学的夏天

在戴蒙德之后，能量心理学逐渐由春天进入枝叶繁茂的夏天。TFT、EFT、TAT、GSH、EMO TRANCE、AIT[1] 等等精彩的方法，在短短十几年间接踵而来。在此，我想要引介三种目前最被广泛使用的方法：TFT、EFT、TAT，以及一个比较罕为人知的系统 GSH。这些都是平日我自己经常交错使用的方法，不论是与个案工作，还是面对自己的困扰，都是可靠又有效的法门。

先不要理会这些令人困惑的英文缩写名称，重点是它们都是经过学习便可以自己使用的疗愈法则。TFT、EFT、TAT 的基础课程大约都是 2-3

---

[1] Advanced Integrative Therapy，简称 AIT，原名为 Seemorg Matrix。www.aitherapy.org

天，之后便可以了解简单的使用法则。GSH 则因为是一个周边的疗愈系统，不是单一方法，所以学习时间是 15 天，在一年里分成几个阶段完成。但想要体会任何方法的精妙之处，则得要通过不断练习、摸索，才能够得心应手。

我想以下面这个案例说明日常治疗工作里使用能量心理学的情形。

个案故事

三分钟心理魔术

爱玛坐下来时，面有愠色。她方才在家中和男友争执，一路走过来，气还未消。

她说这星期过得不好，两人常因细故吵架，男友生气时会故意不理她好几天来惩罚她，两人陷入冷战。每次都是她先受不了，委曲求和。

我请她回想刚刚发生的事，体会究竟是什么让她如此愤怒。

爱玛想了一阵之后说，她说的话没受到尊重，要求的事常遭到忽视。男友吃荤，她吃素，她要他做饭时把锅铲等器皿分开，不要炒了肉又去拌蔬菜，但是他常故意忘记，说着说着她气又上来了！我抓紧机会和她工作，进行 TFT。

我请爱玛给自己打分数，看有多生气：0 表示没有情绪，10 表示情绪到顶点。她毫不犹豫地说是 10。她快气爆了！[1]

---

[1] 在进行治疗之前，我会设法取得个案对事件的困扰程度，也就是 SUD（subjective units of distress）。一般以 0-10 为基准，指数愈高表示困扰愈激烈。当治疗产生效果时，困扰指数理应迅速下降至 1 或者 0。治疗之后再度询问 SUD，可比对个案治疗前后的进展。

我请她感觉高涨的情绪，同时觉察身体对情绪的反应，她的胃这时咕噜咕噜响起来。同时，我开始使用 TFT，依序轻敲她一组平抚创伤和愤怒的穴位，两分钟之后，她的愤怒荡然无存，情绪指数降到 0。

"而且是在你敲打我小拇指的时候，突然就泄气了。"爱玛兴奋地说，"好像在变魔术喔！"

有意思的是，小拇指的穴位通心脉，针对的情绪正好是愤怒。为了测试结果，我请她回头去想刚刚的争执，看看愤怒的情绪是否会复苏，她试了几次都说真的没有了，再怎么努力都无法让愤怒再度出现。

接下来，我们继续探讨她的行为模式，爱玛发现自己的态度总是在过度讨好与极度骄傲两极之间摆荡，无法找到中庸之道。过度讨好导致她无法如实说出自己的要求；极度骄傲使她很容易受冒犯，觉得别人是在批评她。

于是，我转换成以 TAT 与她工作。在过程里，爱玛想起小时候母亲也是如此，总是不顾一切地付出，然后突然感到受伤、受到忽视，因此颓丧不已，最后，母亲以自杀向世界道别。我们疗愈了这个行为模式的创伤根源，时间刚好到了。

这是一次典型的能量心理治疗。

像这样的"魔术"，经常出现在我的工作室。能量心理学的许多方法，譬如 TFT、TAT 或是 EFT，都可以迅速排解情绪，当事人不需要陈述太多。

情绪如同天上的蔽日乌云。透过穴位的刺激，释放了情绪，笼罩的云层散开，天光乍现。这时候，一个人对于原来的困扰事件自然产生不同的回应,起先看似无解的困境出现一线希望。

它的效果如此迅速,有时感觉真像魔术师将乱七八糟的毛线球收进帽子里,接着,咻一声,取出一朵鲜花,或者,放出一只鸽子。

当然,也并非都如此轻易。有些问题层面扩延深广,需要多次的治疗工作,甚至需要教导当事人在两次咨询之间持续为自己进行治疗,才能巩固疗愈的效果。

疗愈情绪和创伤很快速,但是要将疗愈的结果与生活整合,通常需要更长时间的烘焙,以及自我觉察的训练。

思维场疗法——TFT

玛丽的恐水症

思维场疗法的故事是这么开始的：一九八一年，美国加州一位临床心理医师卡拉汉博士正在他的诊所和一位个案工作。这个名字叫玛丽·福特的个案，长年罹患严重的恐水症。玛丽的恐水症有多糟呢？她无法靠近水，害怕洗澡，下雨天不能出门，连在电视上看到河流或海洋的画面都叫她难受。卡拉汉当时是治疗恐惧症的专家，他使出浑身解数，与她的病况缠斗了十八个月，但玛丽的进步还是差强人意。老实说，要称之为进步都算勉强。经过长久的心理治疗，玛丽现在"忍受痛楚"的能力增强了，她如今可以强忍恐惧，迫使自己靠近水一点点。传统的心理治疗显然无法帮助玛丽，卡拉汉开始寻求另类疗法，研究中医的经络学和肌肉测试，想要找出其他可能性。

一天，玛丽表示她对水的恐惧呈现在胃部，卡拉汉想起眼睛下方的穴位刚好是胃经通过的地方，于是，他要玛丽一边想着她对水的恐惧，一边敲打眼睛下方的穴位。

这时候，他们正坐在屋外，离游泳池不远的地方。经过几秒钟的敲打，玛丽突然跳起来嚷着："不见了！不见了！"她跑向游泳池，这个平时她得费尽力气才能勉强靠近的地方。这时，卡拉汉在后面紧张地追着她跑，玛丽边跑边回头喊："不用担心，卡拉汉医生，我知道我还不会游泳！"

玛丽多年来对水的恐惧不见了。几十年来折腾她的恐水症,在几十秒钟的敲打当中,骤然消失。

当天晚上,暴风雨来袭。平日,这样的天气会令玛丽陷入恐慌。可是,这一天,玛丽没有躲在棉被里啃指甲,相反地,她开车到海边,走出车子,一直走到浪花高卷的海边看暴风雨。她发现自己竟然没有半点焦虑,恐水症真的永远离开她了。

这个奇迹般的转变让卡拉汉喜出望外,卡拉汉知道他见证了极重要的治疗转折点。后来,经由无数的临床实验,他发现当一个人去想象或经历一个令他困扰的问题时,他事实上正微调到一个"思维场"(thought field)。而且,这困扰他的想法,也教思维场出现紊乱讯息,导致能量的流动中断。在此前提之下,他认为所有的负面情绪,都是起源于思维场中的讯息被扰乱。因为能量受到阻碍无法流通,所以导致负面情绪。

卡拉汉发现,如果这时敲打正确的穴位顺序,就能瓦解这组紊乱讯息,使能量恢复流畅,而原先依附于这讯息的情绪也会同时消失。当事人仍会保有对那事件的记忆,但回忆起它时,不会再有情绪困扰。

接下来的几年,卡拉汉持续在临床上研发"思维场疗法"。为了找到对每个当事人最有效的治疗方式,他发展出一套诊断系统(causal diagnosis),使用肌肉测试来决定所作用的穴位以及敲打的顺序。在这个过程当中,卡拉汉逐渐注意到,相同的一组穴位顺序常出现在对某些特定问题的诊断上,于是,他进一步归纳出"序列法则"(Algorism)。

对于一般想要自己尝试 TFT 的人,"序列法则"是轻松入门的方法。譬如说,想要释放"焦虑"的人,可以试试在想着焦虑事件时敲打这个序列：眼睛下方，腋下，锁骨下方。想处理一个创伤事件的困扰，则依序敲打：眉毛开端，眼睛下方，腋下，锁骨下方。

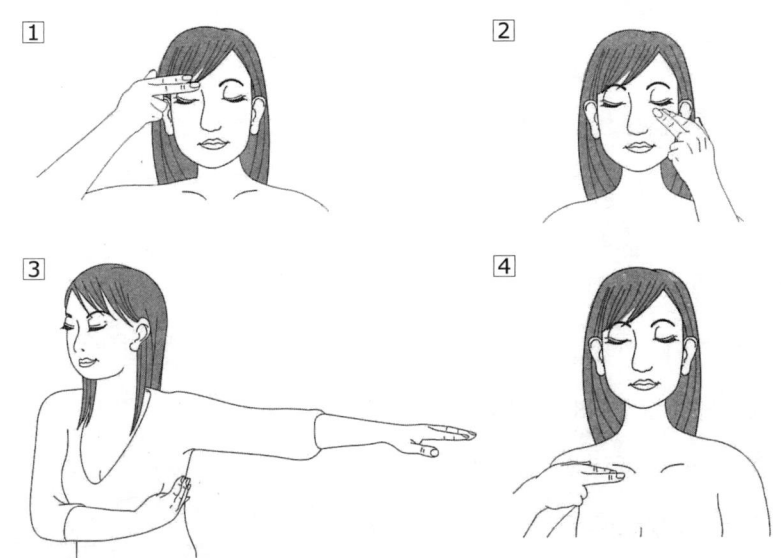

调谐思维场

一个人接受 TFT 治疗时，成功的关键在于治疗师能够引导个案重现与问题相关的"思维场"。在这思维场里，围绕着问题的想法、情绪、自我对话、声音和画面等元素可能会交互呈现。

当事人不需要使劲回想，或者花数小时谈论小时候的受虐经验，也不需要努力去了解事情为什么发生、该如何面对，更不需要忍耐与这创伤"共存"。他只需要专注于与事件相关的情绪几分钟，依序轻敲几个穴位，就能瓦解困扰他的情绪。

譬如前文"三分钟心理魔术"里我所提到的个案爱玛。经由引导,她所呈现的思维场是由许多成分构成的:愤怒(情绪)、胃紧缩(身体感知)、男友和自己吵架说的话(听觉),争执发生在厨房的画面(视觉),"他一点都不在意我的感受"(想法)等等。在爱玛呈现这个思维场的同时,我敲打她的一组穴位,于是她上述的所有症状都一起消失了。

假设经过敲打,上述的某些层面还在困扰她,那么,我们必须根据剩余的困扰,继续轻敲穴位,直到所有上述层面都获得平衡,而且当爱玛回想这件事的时候不再感到困扰。

执行 TFT 时,谈话的时间很短。一般在当事人叙述了困扰之后,请他评估困扰的程度(SUD 0—10),便开始进行穴位轻敲。

执行的基本方式分成三部分:

第一部分是依序敲打针对问题的特定穴位。

第二部分是要一边拍打手背上的三焦经(在小拇指和无名指之间的手背上,见图),同时大幅度转动眼珠,顺时针转一圈再逆时针转一圈。然后,数数(通常我要求个案从 1 数到 5),唱歌(譬如唱《祝你生日快乐》,两小节),再数数。

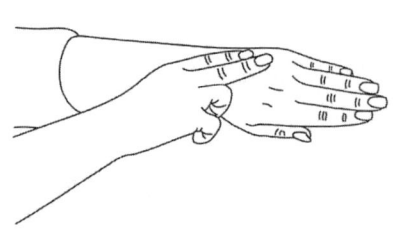

第三部分通常和第一部分为重复的顺序。

依序敲打特定穴位是为了重整能量场里混乱的讯息,使讯息场恢复秩序。

当我们数数和唱歌时,则快速平衡了左右脑的功能;而大幅转动眼珠让我们得以活化头脑的每个部位；不断敲打着手背三焦经的穴位，则能持续更新身体经络存档的讯息。

做完上述步骤之后，请当事人再度观想问题，看看对问题的困扰有没有下降，通常这时候困扰指数会明显下降，于是重复上述步骤，直到困扰降到1或者0。若是困扰程度上没有太大变化，则可能是因为所使用的序列不正确，或穴位需要更动。这时候，调整之后再回头重新进行所有步骤。

传统心理学界的反弹

TFT的效果是传统心理医学无法想象的。由于受到实际成功案例的鼓舞，卡拉汉大胆宣称他可以"治愈"（cure）病人，并且让症状"消失"（eliminate）。这个说法导致学界的批评，心理协会不仅告诫甚至吊销他的营业执照。

因为传统心理治疗基本上认定，心理治疗的功效主要在协助病人和自己的毛病相处，学习接纳问题，就像玛丽，经过一年半的治疗，能够"克制"恐惧而接近水。"治愈"或者"让病症消失"这样的表达是不为专业心理治疗认可的，那是危险狂妄的词语。这导致卡拉汉遭到群起挞伐。

在我自己的经验当中，只要对症下药，使用正确的穴位和敲打顺序，TFT的疗效的确相当惊人。我们可以在短短数分钟把一个严重困扰个案的创伤，转化为不再引起任何情绪反应的历史事件。

一般人的认知行为的产生是经由创伤／困扰而浮现相关的情绪反应，再经由这组情绪导致认知行为，然后，这个行为又回过头来继续强化创伤的印象,如此周而复始,形成一个牢不可破的循环。

　　TFT却能够借由敲打穴位,干预这个恶性循环,成功截断"困扰事件——情绪——认知行为"这个连锁效应。因为随着事件所浮现的负面情绪在敲打之下消失了,系统不再回收,也不再支持旧有的认知行为,于是能量系统得以重新统整,新的认知和行为由此而生。通过这样的方式来工作,症状消失的确是可以立即达到的目标。

　　卡拉汉一点也不狂妄。

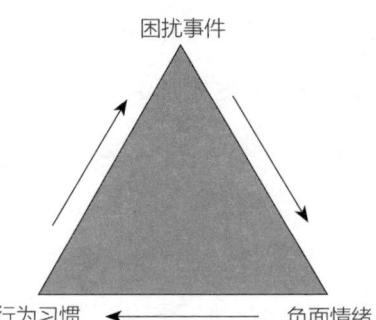

个案故事

恐蛇症

　　有一次,我在朋友家里聚会。好友阿秀提起她的恐蛇症。为了了解她的恐蛇症到达什么地步,我就地拿来朋友小孩的玩具蛇。那条蛇是塑胶制品,是条颜色灿烂长相可爱的蛇。结果,阿秀只用眼角瞄了一眼,就跳上椅子一直尖叫,并恐吓我不得靠近。虽然,理性上知道那不是真蛇,但这并没有降低她的恐惧。

　　我问阿秀想不想治好她对蛇的恐惧,她用快哭出来的声音说:"这怎么可能?"因为怕蛇,阿秀很少去郊外玩,生活有许多限制。

　　为了激发阿秀对蛇的思维场,我把蛇放在桌旁她可以看到的地方,然后开始使用TFT，依序敲打她身上一组治疗恐惧症的穴位。十分钟后，阿秀闭着眼睛，但是允许我把蛇放在她膝盖上，虽然她表情仍然很痛苦。又过了五分钟，她拿起那蛇，瞪着它，说："好像也没那么大不了的嘛！"后来，她去上厕所时，在地上踩到一条布做的玩具蛇，还把它捡起来把玩。

　　阿秀很惊讶，她四十年的恐蛇症竟然这样消失了。我知道就算她不会因此喜欢蛇，也绝不会再因为见到蛇而惊慌过度。

　　这是个典型的TFT治疗恐惧症的案例。对于阿秀，我不需要知道她的恐蛇症的来龙去脉，但是我先平复她小时候住在乡下遭蛇惊吓的多次创伤，然后针对她对蛇此刻的非理性反应工作，瓦解这个认知行为与情绪的循环。

注：想进一步了解TFT，可至卡拉汉的网站，http://www.rogercallahan.com，著作《敲醒心灵的力量》（*Tapping The Healer Within*，心灵工坊出版）

情绪释放的技巧 ——EFT

穴位顺序真的那么重要吗？EFT 的创始人加里·克雷格（Gary Craig）不以为然。加里曾是卡拉汉的学生，受训到 TFT 最高阶段的声音技巧（Voice Technique）。然而，他决定化繁为简，把 TFT 的序列说抛到窗外，另辟蹊径。

克雷格想，不管什么问题，把十二经络所有的穴位统统敲打一遍就是了，反正刺激多余的穴位并不会造成伤害。他把穴位轻敲的程序标准化，使用者不再需要默记不同症状所需的特定穴位与顺序，如此一来，他创造出十分平民化、简单易学的"情绪释放的技巧"（Emotional Freedom Technique，简称 EFT）。

克雷格的背景与卡拉汉大不同。他不曾接受传统心理咨询训练，却拥有工程师资历，而且是神经语言学（Neuro-Linguistic Programming，NLP）教练。这个渊源使他不按常理出牌，他引进语言来配合穴位敲打，让 EFT 的使用变得很活泼。这和 TFT 把注意力放在对问题的思维场、沉默地进行敲打大为不同。

我发现，当说出一个字句的同时，如果刺激能量系统，则这字句的力量便会骤然增强数倍，远超过它单独使用的效果。似乎是语言加上穴位刺激，这个组合产生了某种新的能量频率，能够迅速转化、调节身心系统。

加里把对问题的陈述分成两部分，第一部分形容自己此刻对问题的观感，第二部分则是对自己无条件的接纳与肯定。所以，在进行穴位敲打的同时,原来附着于问题的情绪敏感度降低了,同时,通过语言的陈述,重新建构了当事人对于问题的认知。当事人最后虽然保有对事件的记忆,可是,情绪困扰荡然无存。

在一边敲打穴位,一边听见自己对问题的陈述的时候,我们通常会感觉荒谬;于是,经过数回的反复敲打后,原先对问题无比真实的执着,很自然便迅速降低。

举重若轻的语言重组

EFT的艺术有一大部分来自对语言的灵活运用和掌握。我曾经在克雷格的工作坊观察他的工作方式。

克雷格的态度十分轻松可亲,再严重的问题,经由他技巧地挑选字眼造句,把问题装入新的框架,突然让人觉得没什么大不了的。这举重若轻的本事很令我佩服,就凭这一点,他不愧是神经语言学的大师。

我记得在个案示范的时候,有个女士说她罹患"血小板增多症",血液容易凝结。针对这个棘手的身体病例,克雷格的处理方法是很有"诗意"的。

怎么说呢?克雷格把"血液容易凝结"这个事实,看成是一个"隐喻":这个人害怕孤单,于是血小板们都不愿单独存在,而想尽办法挤在一起取暖,这黏腻的行为导致血液黏稠的现象。

他使用的陈述句为:"虽然我的血小板都害怕孤单而聚在一起,我还是全然地爱我自己,并且接受我自己。"

就这样,克雷格四两拨千斤,把一个医学上束手无策、只能勉强控制的病症,转化为情绪现象来处理。

高明的治疗是一门艺术,排比和隐喻亦是治疗的处方。

这个句子显然直击女子的内心痛处,让她情绪突然失控落泪。在某种程度上,害怕孤单何尝不是宇宙性的现象呢?

要让 EFT 产生持久的疗效,必须要能够涵盖与问题相关的所有层面。因为任何一个层面,都可以再度引发一个人对事件的困扰。有经验的 EFT 治疗师通常能够协助当事人辨识这些不同的层面。

学习容易,收费合理,加上克雷格鼓励所有治疗师持续实验,开拓 EFT 的新用途,使得 EFT 成为所有能量心理学方法当中,繁衍最迅速的一个方法。他甚至在 EFT 的官网让人观看他治疗的经过,并且让想尝试 EFT 的人免费下载使用法则。[1]

EFT 的基本法则

EFT 的施行包括穴位的敲打,以及对于问题的陈述这两个部分,简易的工作程序如下:

首先,在开始进行疗愈时,先拍打手掌侧面(karate shop,空手道的手刀点,见图)。在做这个动作的同时跟自己说:"虽然我 ＿＿＿＿＿＿＿(陈述目前的问题),我仍

---

[1] EFT 官方网站:http://www.emofree.com 有许多资讯和教学影带,也有 EFT 的基本执行方法。

然深深地全然地接受和爱我自己。"陈述这个句子三次，这会帮助你矫正轻微的能量"逆转"的情形，更容易接收能量治疗。

撷取上述陈述句第一部分关于问题的陈述。重复这个句子。譬如"我对于要上台报告感到很害怕"或是"这个背痛"，同时以手指依序敲打以下几个穴位（见图）：

- 头顶（敲打一圈）
- 眉毛开端（膀胱经）
- 眼睛旁侧（胆经）
- 眼睛下方眼袋处（胃经）
- 鼻子下方正中（督脉）
- 嘴唇下方正中（任脉）
- 锁骨开端下方一英寸（肾经）
- 腋下（脾经）

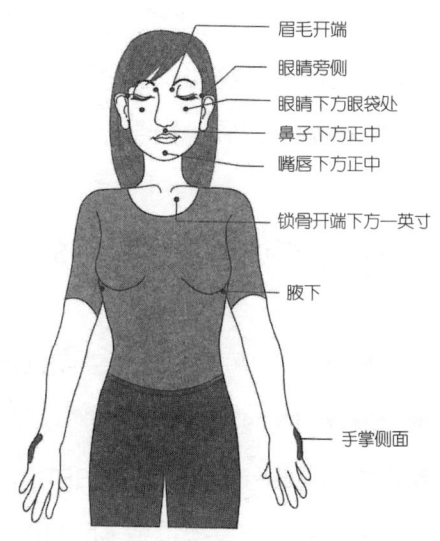

然后，审视原先的议题，看困扰程度有没有下降，有时候，原本隐藏的其他情绪会在这个过程中逐渐浮现。

譬如，你原本处理的问题是上台报告的焦虑，但接下来觉察到自己真正害怕的其实是别人的评论，担心自己不够好；而且这个感觉来自于小时候，无论自己说什么总是遭到父亲批评否定。于是你继续针对这些陆续浮现的议题来工作，更换陈述句，直到所有问题引发的情绪指数都下降到1或0。

和 TFT 一样，当事人并不需要再度沉溺于创伤的细节来施行 EFT，只需要专注于所陈述的句子和其相关的感觉，便可以达到释放效果。在极端情绪化的时候，甚至可以先省略陈述的句子，只要专注于困扰事件引起的情绪，敲打穴位即可。

这几年来，EFT 的治疗师相继发展出许多极富创意的疗法，有的矫正视力，有的接纳丰盛，还有许多人使用它来增加当事人面对问题的资源（resources）。这许多可喜的演化，都收编在《情绪释放的技巧二三事》（*EFT & Beyond*）一书里。

简易的情绪调理技术 ——SET

来自澳洲的医生戴维·莱克（David Lake）和心理学家史蒂夫·韦尔斯（Steve Wells）在使用 EFT 多年之后，简化了 EFT 的程序，发展出一个更简易的能量调理技巧，称为 SET（Simple Energy Technique）。[1]

SET 的灵感来自拉里·尼姆斯（Larry Nims）的 BSFF 穴位敲打。[2] 大卫看到尼姆斯在工作时，教个案以拇指去刺激同一手的无名指和小指的穴位时，他决定如法炮制。然而，大卫比尼姆斯医生走得更远一点，他开始鼓励个案在咨询时，不断以拇指轻敲同一只手的每一根手指指尖的穴位，

---

[1] 参考史蒂夫·威尔斯、大卫·雷克合著之《享受情绪释放的自由》（*Enjoy Emotional Freedom*）、《*Simple Energy Technique*》（SET）。他们的相关著作及课程，可上网站查询：http://www.eftdownunder.com/。

[2] BSFF 是拉瑞·尼姆斯所创的方法。它把治疗焦点放在去除存放在潜意识的负面想法及情绪根源，因为尼姆斯相信是这些不自觉的想法在主导我们的经验、表达及行为，官网：http://www.besetfree.com。

甚至鼓励个案在两次咨询之间的空当,只要感到需要便可以自己刺激手指的穴位。

除了无名指之外,这些指尖的穴位本来就是 EFT 最早的敲打程序的一部分。而无名指的穴位则刚好取代了 TFT 手背上三焦经的位置。SET 扬弃 EFT 所使用的基本陈述句。雷克认为,穴位和经脉彼此四通八达,何必计较敲打哪个穴位,刺激哪个经脉？如果情况许可,你甚至可以敲打脸部和身体的穴位。如果有哪个穴位特别引起你的注意,就反复敲打；若是觉得某个敲打程序对你来说很自然,便多做几次。你可以进行自己的小小实验,看哪个穴位或程序创造出最佳效果。如果不确定,那就把所知的穴位统统敲几遍也无妨。总之,SET 强调多做不会错,穴位刺激以量取胜。

史蒂夫和大卫分别以 SET 进行临床实验,结果达到一致的结论。他们发现这个简易的情绪调理方法不仅效果卓越,而且可以在公众场合不动声色地进行,轻易便融入每个人的日常生活当中。他们深信持续且大量的刺激穴位,能够调节固着于身体的负面讯息模式。

个案故事

离家的焦虑

我曾以 EFT 和年轻的马莲工作。她高中刚毕业,必须离家到另一个城市上大学。对于这件事她的焦虑到达极点,一想到就哭。眼看着开学的时间快到了,她更加慌张失措。一开始,我使用的陈述是："虽然我想到要离开家就十分焦虑(第一部分),我还是全然地接纳和爱我自己(第二部分)。"

在过程中，马莲过去离家的记忆渐次浮现。最早的一次是小学时候跟学校出去旅行，第一次离开妈妈在外面过夜的她，哭得肝肠寸断，她感到十分难堪，觉得别人可以轻易做到的事，她却做不到，好像她是有缺陷似的，感到很羞愧。接着是初中时转学到陌生的学校，举目无亲，孤单失落，最后还因为适应不良而退学。总之，只要离开自己熟悉的环境，她就会很没有安全感。因此我们先平衡这些过往的创伤事件，然后开始进行对这些经验的语言重组（reframing）。我请马莲想着这些不愉快的往事，一边敲打穴位，一边说："虽然我曾经因为到陌生的环境，感到很失落，但是这次会不同。""虽然我对自己无法离开妈妈而感到很羞愧，我还是全然地接纳和爱我自己。"

经过数次的敲打，这些过往都不再困扰她之后，我开始输入新的资源给她。

我问马莲，她有没有和朋友单独出去，很快乐而且不想家的经验。她说有过一次，和好朋友到乡下玩了三天，她完全OK，一点也没有离家的焦虑。所以，我使用她自己现有的资源，来强化她的自信："虽然我很担心自己无法适应新的学校，我选择就像是那次和朋友在乡下那样，放松自在地享受新环境。"

由于马莲相当害羞、内向，我们接下来还处理了她对于交往新朋友的焦虑与自信心的问题。

工作四次之后，马莲跟我道别，离开伦敦，去另一个城市上大学。临行前，我叮嘱她每次焦虑一出现，便立刻做EFT。第一个星期，她虽然紧张，但是很快便如愿交到新朋友。第二学期，她和几个新朋友搬出学校宿舍，另外租房。我最后一次接到她的消息是,她正和朋友在土耳其自助旅行……

除了能够快速释放情绪,EFT 对于减低疼痛也很有效。

个案故事

减轻身体疼痛

苏珊因为疱疹困扰了两年来找我协助。背部的疱疹有个尖锐的痛点让她抓狂,持续的痛叫她十分沮丧。她尝试了各种疗法皆不见效。更糟的是,她因为药物过敏,无法服用止痛药。她说她已经没辙了,眼泪从她的眼角涌出来。

我说压力是导致疱疹的主要来源。苏珊点头,说疱疹发生的时间点和她得知丈夫癌症复发的时间重叠。

经过评估,她的沮丧量表高达 9,疼痛也高达 9。

我一请她回想得知丈夫癌症复发的那个时候,她的压力马上冲破顶点。

我先使用 EFT 释放她的沮丧和绝望。敲打一回之后她的沮丧程度下降到 6,然后静止不动,不再下降。

我知道心理逆转正在阻碍疗愈的进展。而且,从她常年求医无效来看,这逆转可能呈现在好几个层次。于是我教苏珊做卡拉汉的"锁骨呼吸法"来矫正这个情形(请参考 142 页"当治疗不起作用")。进行锁骨呼吸法之后,我们回头继续处理她的沮丧。才敲打一回合,她说沮丧已经荡然无存,困扰指数降到 0。

我们继续处理苏珊得知丈夫癌症复发当时所承受的压力。凡是指数停止下降时，便使用锁骨呼吸法调节能量逆转的情形。那个持续带给她压力的事件，经过十分钟的敲打，指数由 10 降到 1。

接着，我们开始针对她背部的疼痛做 EFT。我使用的陈述句为："虽然我现在非常疼痛，我还是全然接纳和爱我自己。"

进行两回合的 EFT 之后，她的疼痛指数由 9 下降到 3。苏珊感到不可思议，她虽然还是痛，但是那痛感已经不像方才那么尖锐。

我们继续修正陈述句来反映她的现状："虽然我还是有一点痛，我仍然全然接受和爱我自己。"

这回敲打结束时，苏珊说她背部几乎完全不痛了，痛的指数降到 1。虽然知道疱疹仍在那里，却不再困扰她。

我教苏珊回家自己使用 EFT 来控制调节她的疼痛。

EFT 的最大好处在于，咨询的时候可以很快速把这个方法介绍给当事人使用，一方面赋予他们自我疗愈的能力，另一方面可以持续缓解他们对问题的焦虑、无助感。

EFT 和 TFT 的异同

虽然 EFT 是由 TFT 演化而来的，然而这两者的工作原理其实有些差异，手法也相当不同。

EFT 的治疗师总是强调每次工作时都必须集中于问题的某个层面

（aspect）。加里·克雷格以树木和森林来比喻：如果一个人企图拿斧头砍掉整个森林，很难成功；然而，如果每次斧头只对准一棵树，则他必然会得到稳定的进展。一般来说，当几株主要的树被砍除之后，效果会扩及整座森林。使用 EFT 治疗时，的确必须不断注意是否已经处理了问题的所有层面。

相比较而言，TFT 并不强调针对"层面"来工作，它强调的是调谐（tune）思维场。不论是使用序列法则，还是使用诊断法则，TFT 的效力来自于它能够相当精确地解码（decode）能量场里紊乱的讯息，使困扰快速消解。一旦当事人能够调谐自己进入问题的思维场，而且敲打正确序列的穴位，TFT 就能够全面转化在敲打过程中所浮现问题的诸多层面，不论那是想法、情绪还是画面，因此是个相当简洁的治疗手法。

从另一个方面来看，进行 TFT 时，我们不需要太多语言，然而灵活运用语言、与个案产生融洽互动则是 EFT 的优势。因为抛下了 TFT 的序列法则，EFT 反倒另辟蹊径。它充分运用语言的力量，结合 NLP 的效力，快速建构新的认知行为。语言不仅拿来陈述问题、重构问题，也拿来安装（install）正面的想法，如前述的个案马莲的故事便是如此。因此，在有经验的治疗师的带领之下，进行 EFT 时可以很好玩、很幽默。

塔帕斯穴位指压疗法——TAT

TAT 是个感觉温和然而效果强大的方法，也是我自己最经常使用的。因为它在转化大多数问题和想法时轻易、周全又有效率，并且它可以很含蓄地进行，不惊动任何人就把困扰自己的问题或情绪化解。TAT 是 Tapas Acupressure Technique 的缩写，研创出这一方法的是塔帕斯·弗莱明。

塔帕斯原本是个在加州行医的针灸医师，在发明 TAT 之前，已经使用 NAET（一种治疗过敏的穴位指压疗法）在处理一般的过敏病症。虽然 NAET 好用，但是塔帕斯还是觉得它麻烦、不经济、治疗过程太冗长。譬如治疗一个人对大麦的过敏，她必须治疗这人对大麦加牛奶的反应，接着是大麦加牛奶加热，然后可能是大麦加牛奶加热加糖，依此类推。每次诊疗，仅能增加这个人对于过敏源的一点点忍受度。

有一天午睡时，塔帕斯半梦半醒之间突然有了灵感，她想起上中医课时，老师说眉头下方两个膀胱经的穴位（睛明穴），所有的经脉都经由这里进入脑部。她想，如果让患者在想着过敏源的时候把手放在这两个穴位，不知结果会如何？

午后的第一位患者走进诊疗室，塔帕斯尝试这个新方法，竟然奏效，一次便解决了原本需要无数次的诊疗才能解决的问题。

有个女患者原本是对盐巴过敏，当塔帕斯以这个新疗法治愈她的过敏症之后，这个患者发现原本一直困扰她的小时候性侵的经历也意外地疗愈了，而为了处理这创伤她已经看了二十多年的心理医生。她说，小时候每次遭到性侵之后，都会得到一包洋芋片，当然，洋芋片里总是掺和大量盐巴。如今，当她回想这事件时，不再带有任何情绪，它只是一个记忆。

这个案例让塔帕斯看见 TAT 的潜力。她发现，不只是过敏源，就连造成过敏的原始创伤似乎也可以一并得到疗愈。

为了探索这个可能性，塔帕斯开始上网连结一群创伤专家（traumatologist），分享她的发现。这些专家们纷纷提出建议，于是除了一开始按触穴位的姿势，TAT 也逐渐加入一些陈述的步骤与意图。

执行 TAT

TAT 疗法是由三个基本要素构成的：意图、姿势和步骤。

意图，指的是你意图疗愈的事，你企图抵达的地方。

TAT 的姿势是一手在前，以拇指和无名指尖放在眉心下方鼻梁两端的睛明穴，中指指尖则触碰前额中央（在两眉之间上方）俗称"第三眼"的位置。另一手在后脑勺，手掌摊开平握枕骨，拇指放在发线上端。其实就算不使用任何陈述句，这个姿势本身便能立即纾解情绪、稳定心情（见图）。

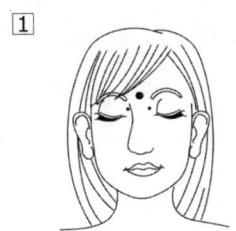

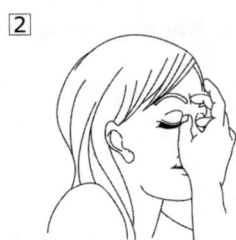

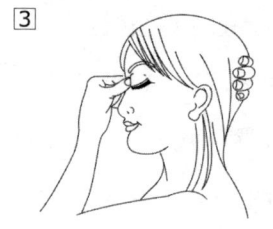 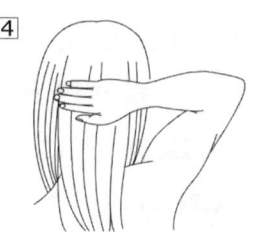

TAT 总共由九个步骤组成：第一和第二步陈述对事件的正反"观点"；第三步是事件存档的"地方"；第四步是问题的"起源"；第五步是"宽恕"——这个步骤又分成四个子步骤，处理宽恕的不同层面；第六步是曾经涉及问题，或从问题得到好处的自己的所有"部分"（parts）；第七步是疗愈问题"剩余"的层面；第八步是对问题所"选择"的正向的结果；最后，第九步是接受和统整疗愈。

执行 TAT 之时，你必须先设定意图，然后摆出 TAT 姿势，把焦点放在个别的陈述句上，跟着步骤走。[1]

TAT 如何起作用？

TAT 究竟是如何起作用的？塔帕斯的解释是，它借由双手扶持头部的姿势刺激视觉神经区，促使我们转化执着的观点，淘汰老旧的资讯。同时，这姿势似乎也增强我们脑部细胞接受光的能力，而光又是细胞之间传递资讯的主要媒介，正因为如此，我们能够从许多层次上清除创伤在身心系统

---

[1] 你可以上 TAT 官方网站下载简单的 TAT 中文基本步骤：www.tatlife.com，也可以上我的网站 www.shufangwang.net 查看 TAT 工作坊的消息，或是订阅免费的 TATNewsletter。

存放的档案。

事实上，基因的启动或关闭和我们对环境的认知有很大的关联。微生物细胞学家布鲁斯·立普顿发现，如果我们视这个世界为"充满危险的地方"，那我们所选择启动的基因，与我们认为"我总是受到老天的眷顾"会有很大的不同。前者会启动基因来支持生存戒备奋斗，后者则启动基因来支持休养生息创造。因此，认知才是导致健康或疾病的基本要件。而 TAT 所做的事正是去改变我们的认知。

从中医的观点来看，人体的脏腑各司其职。肝脏的功能相当于是人体的司令，而心则是守护精气的城堡。当我们受到创伤时，身体以为自己遭受攻击，于是精气散逸，逃离城堡。

TAT 的姿势里手指所在的睛明穴与肝脏有密切关联。当我们进入 TAT 的姿势，转变对问题的认知时，等于通报肝脏这个总司令，战事已了。于是总司令下达指令，让所有处于备战状态的战士们都可以返乡休息，而心这座城堡也重获安宁，逃逸的精气得以回返安歇，身心都得平静。

除此之外，手部在枕骨所处的位置，正好是印度瑜伽传统里所说的 medulla oblongata，也就是前世记忆存放的地方，而另一只手置放在前额的位置则包括"第三眼"，这前后两手能量的对流，使得前世的印象得以浮现并且得到疗愈。据此，塔帕斯认为我们不仅可以疗愈个人的问题，也可以疗愈导致问题的根源，不论那是来自个人的前世还是有着家族的渊源。TAT 的步骤当中，有个陈述句"关于这个问题，所有的起源都得到疗愈了"便是由此而来。

而且，我们双手放置的位置也正好是瑜伽传统里的第六脉轮。这个脉轮的开启，据说能够帮助我们解放二元对立的观点，获得精神上的自由。TAT 的第一与第二个陈述句意图达到的便是这个效果。

改变你和问题之间的关系

塔帕斯认为，困扰我们的状况，通常和某个信念或观点捆绑在一起，我们经常是一边抗拒着它，一边却又深陷其中。而 TAT 的第一步，便是要我们去面对现在的处境和观点，第二步则要我们去观想相对的可能处境和观点。

通过这样的观想，TAT 让我们得以从二元对立的观点中解放出来，重获自由。它真正改变的其实是你和你的"问题"之间的关系。

譬如，你因为过往的不愉快经验，认定和人交往是一件吃力不讨好的事，于是你过着十分孤单、没有什么朋友的生活。这时，步骤一便可以直接陈述你目前的心态："与人交往很累，吃力不讨好。"而步骤二，便是观想这个心态的对立面："与人交往是轻松愉快的。"如此一来，并不是以步骤二的正向观点去取代步骤一的负面观点，而是把距离拉开拉远，去观想另一种可能的状态。当你的包容变得宽广之后，便可以接纳在这正反两极之间的一切可能。因此，不论你面对什么情况，都能采取最适当的回应方式，不必再胶着于某种印象所导致的惯性回应。所以，与人交往有时候的确会是负担，当对方的兴趣或价值观与你有许多冲突时，你想要敬而远之；然而也有些人会带给你温馨欢乐，让你可以分享人生许多趣事，这时候的交往便自然轻松。做了 TAT 之后，你不会带着焦虑去拒绝朋友或接受朋友，而是自由地选择要交往的对象。

塔帕斯说："人是靠信念来运作的。我把信念看成是人的心理、情感和身体的统领法则。当我们所持有的信念是'我不够好',生理和情绪的实际运作都会和那念头趋于一致。当我们改变那念头,身心会随之调整;不仅如此,我们周遭的世界也会立即改观。"[1]

一般而言,进行 TAT 疗愈之后,人会感觉轻盈平静,甚至看来容光焕发,好像光子分泌的数量倍增。我有个第一次接受 TAT 治疗的个案这么形容他脑中出现的奇特感受："好像有人把家具不断搬出去,原来拥挤的家突然变大了。"

TAT 与灵性进化

除了释放创伤、变更信念,TAT 还能够作为灵性进化的工具。曾有几次,我在使用 TAT 进行疗愈时,看到当事人以令人意外的方式"顿悟",甚至转化整个生命情境。

个案故事

被石灰覆盖的人生风景

我们有时候会为一个念头困住。在这个念头之下,一切看起来都变本

---

[1] 参考《TAT 专业手册》(*TAT Professional Manual*),第 27 页。

加厉地无望。那种念头像是一种很厚的石灰,覆盖所有的事物,让你看不到生机。

乔治最近就是被这样绝望的石灰盖住。他滔滔不绝地抱怨着对"没有情感关系"所感到的孤独、挫折及悔恨。五十三岁的他深刻感到时不我予的焦虑,认为在这个年纪的自己,条件不好又欠缺经验,很难吸引心仪的女子,诸多遭受拒绝的经验导致他延伸出"只要我一表示兴趣,对方就会退避三舍"的负面印象。

我从"一切都太迟了"这个信念着手。

步骤一是请乔治进入 TAT 姿势去观想"一切都太迟了!"这个想法。

来到步骤二时,我问乔治要如何把第一个陈述句颠倒过来,他想了一会儿,说:"我很高兴我还活着,去经历在这里所有的挑战!"

一进入 TAT 姿势去观想这个念头,乔治的脸部肌肉便放松了,不仅如此,他开始不可遏止地大笑。这个新的念头像是欢乐的水滴,落入心湖,涟漪荡漾开来。笑声弹开了覆盖着乔治的石灰,连我也止不住大笑,不为任何理由,就是开心。

这是佛经上常说的"顿悟"的力量。

乔治骤然感到他渴望女朋友,他对时间的焦虑,连同他的孤独自怜,都很可笑。他发现他把注意力专注在所有拒绝他的女子身上,却不去看其他对他表达善意的女子;而且他的过度渴求,让他每次在接近心仪的女子时无法自在地做自己,反而给对方造成压力。

深刻的觉察源源不绝,连同乔治久违的幽默感一起喷涌出来,就像是快乐的喷泉。

那次咨询我们有大半时间在开朗的笑声中度过，结束时，乔治表示他想加入我邻居的《可兰经》唱诵，这在平日会严重干扰他的声音，此时竟形同波罗蜜天音。

转变观看世界的方式所带来的影响，真是不可思议。

个案故事

境随心转

还有一个典型的"境随心转"的案例。

阿哲形容他的生命一直像是在沙漠中独行，干渴贫瘠孤单，远眺的绿洲似乎怎么也到不了。他长年患有忧郁症，而这似乎是他生命的内在风景。

我们进行的 TAT 第一步陈述是："导致我对这个想法有所认同、共鸣和连结的事都发生了。"第二步的陈述则是："那些事情都发生了，也都结束了，我不再对这个想法有所认同、共鸣或连结。"

阿哲放下对这个沙漠情境的执着之后，内在风景随即变化了。接下来的过程里，他看见原来行走中寸草不生的沙漠两旁出现森林与溪流，他感到沁凉的水气润泽身体，脚下还有大自然为他安排好的踏脚石，引领他安然走到森林的另一端。

若是进行催眠治疗，阿哲此刻所描述的理想风景，绝对是催眠师会设法给予他的暗示。而这会儿，才进行两个步骤的 TAT，阿哲自动给潜意识输入新的认知，他的生命情调开始转变，环绕着他的真实世界也跟着变化。

在这次工作之后，我持续又见了阿哲数个月，他的交友、工作状况都明显变得顺遂了。他开始参与一些社交疗愈活动，也顺利找到新工作。

TAT 和 EFT 的区别

TAT 和 EFT 的工作方式有同有异。

虽然两个方法都以接纳自己当前的处境、面对问题为起点，然而，它们的疗愈过程与方式相当不同。

EFT 主要是释除你对问题的抗拒，降低你的敏感度，使你不再对问题过度反应，以取得内在的平静和谐，并且接受新的资源。

TAT 则是扩大你的观点，促使你从原先导致压力或困扰的狭隘观感解脱出来，由此获得自由。由于内在视角变宽广，问题相对之下变小，新的选择和回应自然涌出。

以 EFT 工作时，议题必须仔细而明确，回到先前克雷格对树林的比喻，EFT 教你一次专注地砍伐一棵树。而 TAT 因为工作议题可以模糊，甚至可以只是一个抽象的感觉，就像是你一次可以针对整片树林工作，再逐步缩小范围，检查残存的问题与印象。因此，TAT 也常把许多问题捆绑在一起，进行疗愈。

两种方法都强调，你不需要再度经验创伤所引起的情绪。EFT 只要求你稍微把注意力放在创伤所引起的不快情绪以便释放它，然而，TAT 是直接要求你不要沉溺于情绪，只需把注意力集中在陈述的步骤就够了。塔帕斯认为转化创伤的重点在于转化意识上对那个事件的认同。如果认同转变了，情绪自然使不上力，会自动消失。当事人不需要再度去经历或陈述痛苦的细节。

这样的工作方式使个案能够保有隐私，尤其是对于棘手的性侵或创伤议题，这种治疗方式所拥有的优势是许多治疗方法难以望其项背的。

其实，TAT、EFT、TFT 这三种方法各有特色。据我的经验来看，有些情况就是必须正视它、体会它，才能够彻底释放情绪，好像那些情绪已经卡在能量系统里太深，销蚀入骨。特别是面对藏匿极深的恐惧、愤怒或羞愧等情绪，意识上虽是感觉转化了，情绪仍需刮骨排除。

当然，排除情绪最有效的方法，并不是沉溺，而是在毫不抗拒的情况下，深深体会它并接纳自己，同时使用能量的介入疗法，全然释除它在讯息场存留的印记。

自我疗愈导引——GSH

> 肉身觉醒于开始静下来感觉到自己的身体。
>
> —— 蒋勋

开始学习 GSH 时，我好像在谈恋爱。这个疗愈架构领我进入到一个苍穹为盖、大地为毯所构筑的世界。在这里时间是不存在的，过去与未来并行不悖，故事上穷碧落下黄泉，世界是我们的工作剧场，我们在累世的人生戏码里进行多层次的疗愈。

在物质层面，我们疗愈因创伤受阻的能量；在灵魂层面，我们取得故事所带来的警惕与学习；在精神层面，我们扩大视野，更全面地看到问题的不同切面，在这个层次，没有什么是绝对的对或错，一切事件都是来为生命服务的，一切挑战都是为了让我们学习成长。

心灵革命与身体意识

GSH 认为能量是构成一切的元素。物质世界所展现的各样形态，只不过是能量振动频率高低造成的结果。它沿用"全像宇宙观"来看世界（请参考 37 页"恍若隔世"）。在这个前提之下，万物平等，万物相生。而我们每个人的成长，正是促成宇宙整体进化的动力。

这固然是我对 GSH 比较感性的描述，但与事实相去不远。这一个工作架构，让我看到疗愈的多种可能与心理治疗的丰富面向。在我的经验里，GSH 更像是一个灵魂的导航系统，一个显化愿望的工具。我一直感到很幸运，我所接触的第一个疗愈系统是 GSH，它为我奠定了良好深厚的认知基础。

当前大多数的能量心理学疗法着眼于释放痛苦或去除焦虑。GSH 却跨过这个层次，它想要知道问题构成的原因，探索你的遭遇和困难对生命的意义，就这个出发点而言，研发者安迪·哈思与心理咨询传统仍保有程度相当高的连结，他的理论基础也深受荣格影响。GSH 主张不要浪费我们的痛苦或困难，把它转化为自我了解与蜕变的养分。它也问：你知道自己人生的目的为何吗？你的生命热忱是什么？你心中最深的渴望是什么？

这些大哉问是其他能量心理学的工作方法不会触及的层面。这些大哉问，正是我学习疗愈的初衷。我一直认为，疗愈不该仅止于疗伤止痛，它更应该是通过这个历程来帮助个人成长。

自从荣格开始，许多深层心理学家使出浑身解数，通过梦境解析，催眠回溯，来探索无意识的宝藏。而民间则寻求灵媒乩童，借由宗教仪式甚至药物，企图改变意识状态（alter state），来汲取无意识的讯息。如今，GSH 说身体才是进入这个深锁的记忆库—— 也就是无意识——最有效的途径。而且，通过身体，不仅能够和无意识对话，也能获得灵魂层面的智慧。在疗愈过程当中，它强调开启自我的直觉，并且和更深的集体智慧联系。

GSH 认为，身体知道我们所有问题的来龙去脉，也知道该怎么做才能让我们痊愈。我们不需要借助灵媒或上师，因为答案就在自己身上。

想想看，光是这个认知能够带给我们多大的自由？这等于是一场心灵革命。

安迪·哈思构思的疗愈地图

计划这个疗愈架构的是美国临床心理学家安迪·哈思。

安迪原本是受传统心理学训练，在麻省执业的临床心理学家。一九九一年，他突然遭遇密集的超感官经验，包括心电感应、即时疗愈与清晰的梦境（lucid dream），他甚至开始透过通灵来接收讯息，阅读别人的生命。这些现象使得他在学院传统里所接受的训练捉襟见肘，他无法从中获得令人满意的解释。为了了解这些玄秘现象，安迪重新出发去追寻解答。

接下来两年，安迪探索萨满疗法（Shaman）、前世回溯，钻研佛教心理学、超个人心理学、神经语言学、心理合成学（psychosynthesis）和"九型人格"（Enneagram）。他接受灵性导师迪克·奥尔尼（Dick Olney）的"自我接纳"课程，跟随布鲁·乔伊学习生命的奥秘、梦的解析和能量疗愈。

就在这两年即将结束时，他认识了朱蒂思·瓦克（Judith Swack）[1]。朱蒂是住在麻省的心理咨询师。九十年代初，她开始把"人体运动学"，也就是肌肉测试，运用在咨询工作上，发展出"以身体意识为中心"的疗愈方法。这个深具前瞻性的工作方式带给安迪新的灵感，启动他的第二波探索之旅。于是，这个结合肌肉测试与心理咨询的疗愈系统逐步酝酿成熟。

---

[1] 朱蒂·思瓦克发展出一套心智/身体的疗愈法则"Healing from the Body Level up"。

安迪和朱蒂合作了一年，共同归纳出许多深层的心理障碍原型（sabotage patterns）。GSH 架构里所囊括的二十七种障碍模式，大多是由此而来。这段时间的磨炼，让安迪深入体验身体意识的潜力，他发现让身体直接去经历事件，远比坐着谈话去反省那个事件更有疗效。

能量心理学里的各种穴位疗法，让安迪见识到压触身体的特定穴位可以使人迅速释放情绪；而使用眼睛的左右移动交错中线（譬如 Eye Movement Desensitization and Reprocessing, EMDR），则能重建或卸除想法。除此以外，还有比较神秘的方法，譬如脉轮治疗、光或声音的治疗，也都能够平衡一个人的身体能量。

安迪把这许多疗法整理出来，成为 GSH 治疗时用来转化创伤、恢复活力的二十多种介入疗法。

后来由于和朱蒂对疗愈的终极认知产生分歧，安迪独自继续发展他理想中的疗愈模型。终于，在一九九七年，他推出 GSH 的训练课程。

其实用安迪自己的话来形容 GSH，应该是最恰当的："这个独特的疗愈模式整合了传统心理治疗、以身体为基础的能量心理治疗、能量疗法，以及灵性观照。"[1]

探索身体的智慧

可是，如何取得身体的智慧？我们的成长过程如此依赖头脑的理性教

---

[1] GSH 的网站上有许多安迪·哈思的文章，读者可进一步参考：www.guidedselfhealing.org。

育，并没有人教导我们怎么去聆听身体，与身体沟通。

就此，GSH 提出两个方式：一是透过"肌肉测试"，直接询问身体一系列问题；二是引导身体去感受它经由问题原型（GSH 称为"障碍模式"）所归纳出来的核心经验（core experience），然后取得相关故事。

再者，因为身体和问题相关的感觉，清晰地呈现在身体的某些部位，不受主观意识控制，因此，身体也成为确认疗愈的效果最可靠的依据。

譬如你每次一想到要参加考试，就会胃痛。在转化你对于考试的焦虑，以及平衡过去相关事件（创伤）之后，你再次想象要去参加考试，胃不会再痛了。这是检验疗愈是否生效的方法。你不必依赖不可靠的主观意识问话，譬如"想到要参加考试，你觉得你还会紧张吗？"而是直接问身体："想象你现在要去参加考试，你身体有什么反应？"身体总是给我们最诚实的回答。

在这样的治疗过程里，个案与治疗师成为伙伴，一起走上自我发掘的旅程。治疗师以个案的身体、能量和直觉为依据来"引导"个案。

这个工作架构强调自我觉察所带来的力量远大于一切，也正因为如此，治疗师并不是"权威"，而是一个引导者（guide），帮助你通过自己的身体来了解自己的问题根源。它也提倡身体的自愈能力，灵活使用多种介入疗法来活化停滞的能量，平衡创伤对身体的能量系统所造成的冲击。

平衡了创伤之后呢？当事人仍然需要负起责任，选择对自己的成长有所助益的行为，才能够真正展现疗愈的正面效果。就这一点，它也结合传统的认知行为学和正向心理学（Positive Psychology）来发挥最大的作用。

兼容并蓄的世界观

然而，对于资深传统心理治疗的咨询师而言，GSH 所带来最大的挑战，还是在它所呈现的世界观，以及对所保持的看不见的非物质世界相当包容的治疗取向。

心理咨询师谢佩娟是这样形容这两个工作系统的差异性："心理咨询不谈神鬼，不谈前世，不谈三维物质空间以外的事情，只专注在人的内心、人与人的世界。学习 GSH 以后，让我的世界观扩大了，我找到一种新的语言和架构，来理解和接纳发生在我身上的感觉，让我可以更好地接受自己的不同面向。"

佩娟原本就是直觉相当敏锐的心理师，但在传统咨询的系统中，她的这部分能力并无法发挥。当她在 GSH 一年的训练课程里受到鼓励，开启通灵的天赋时，她开始信任自己的直觉，打开管道去接收许多讯息。她发现自己能够阅读个案的能量场，甚至与看不见的另一维空间的存在意识体对话，这些经验伸展了她治疗的能力。[1]

除了现实物质世界中我们透过感官所经历的事件，GSH 的工作模式也将超越感官的、非物质世界里存在的事物，如鬼魂、诅咒等等纳入考量对象的范畴，因而允许我们处理个人遭受外来的能量压制、附着、干扰或耗尽的经验。

---

[1] 谢佩娟是获得认证的 GSH 治疗师，她将 GSH 的工作法则融入咨询当中。

个案故事

喜欢 salsa 的鬼

莱拉从非洲回到伦敦,一下飞机便直奔我的诊所。过去几天里,她被密集的恐慌焦虑袭击(panic attack)。去急诊,医生给她镇静剂,但是连那也不管用,在昏睡里,她仍感受到濒死的焦虑,"好像我心脏快要停止跳动,这一切开始于我去参加我表弟的葬礼那天",莱拉看起来憔悴而且脸色惨白。我使用 GSH 做诊断,知道她能量场里有附着的"鬼魂"(障碍模式)干扰。当我告诉她这件事,她立刻哭出来,她指出鬼魂附着在她的左半边,如针刺一般的感觉漫布她左边的身体。

GSH 对于这些附着能量的处理相当人性化。根据处理鬼魂的法则,莱拉这时需要跟这个附着的能量"对话",了解它为何出现,有什么忧虑或创伤,它需要我们为它做什么。

这个附着的鬼魂是个男人。通过莱拉,他埋怨生前过得很辛苦,人生没有什么欢乐,只有不停工作,死前最担心女儿没人照顾,他觉得莱拉可以理解他的心情(莱拉也有个年纪相仿的小女儿)。他说愿意离开莱拉,但是希望听一些欢乐的音乐,party 一下再走,他还指定要听 salsa(中南美洲的一种舞曲)。听起来也是合理的要求,我手边又刚好有 salsa 音乐,所以放了一首歌,和莱拉一起站起来跳舞。然后,请莱拉道光进入她左边身体,之后,那附身的男人便安然随着光离去了。

莱拉身体左边针刺的感觉骤然消失,缠绕她将近一个星期的恐慌焦虑终告一段落。

在过去几年与个案的工作当中，特别是在华人世界里，个案遭受非物质能量困扰的案例相当普遍，我推测这可能和华人集体意识里对鬼神的信仰有关。而这些因非物质世界侵扰所导致的创伤，程度上往往不亚于物质世界里个人成长过程所发生的创伤。只是氛围不同，更加难以捉摸。

除此之外，个案的故事发生的时空也不必然限于此生此世，可以是前世或未来，甚至可以回到灵魂转世之间的停泊处。如此一来，叙事的层面大幅伸展，甚至有时候会得到近乎史诗一般磅礴的故事，或者奇幻小说般的隐喻和场景。

叙事风格和故事的真实考据并不是治疗重点，重点在于这样的叙事，是否带给当事人对问题崭新的观看角度和疗愈。

下面这个个案可以说明典型的 GSH 疗程。

个案故事

一份冗长的工作清单

吉米才被一家大公司裁员，因为患有社交恐惧症，数十年来皆独身，没有女友，朋友稀少，他常感到孤单焦虑。

这一天，他对我倾诉了下列这些困扰：

● 我不知道我该往哪里去，对未来方向不清楚。

● 对于寻找女友的事，我似乎提不起劲，没有实际行动。上了交友网页注册，但是没有上传自己的资料。

● 我无法去人潮拥挤的地方，对于任何挡了自己的路的人都会很生气，因此很难进城去参加活动，于是也无法认识新朋友。

●好友阿娟的父亲病了，让我很恐慌，好像我必须帮助她。就像是我妈妈，每回她抱怨她的住处需要整修，我都感到很沉重，好像责任会落到我肩上。一想到我得要牺牲自己去帮助别人，我便很焦虑。

吉米想要改变所有上述的事情，而经由肌肉测试，我们发现这些表面上看起来似乎是不相关的问题，其实根源一致，可以合并在一起处理。而平衡这些问题的关键来自一个负面信念。

吉米很快便意识到这个经常出现的负面想法是："我的梦想总是会受到阻碍。"

问他为什么有这样的想法，他举出三个理由：

1. 我必须牺牲自己去成就别人，特别是亲近的人。所以，当别人无法拥有他们想要的东西，我也不能有我想要的东西。

2. 灾难总会降临，夺走我所拥有的一切。

3. 我的能量不足以支撑我去完成梦想，我总感觉自己像是个只有一半电量的电池。

经由身体知觉的引导，吉米获得导致上述第一和第二个理由的故事。

第一个故事

他看到母亲一边熨衣服，一边抱怨父亲。他很同情母亲，也感受到她的怨恨，他觉得自己应该做点什么来帮她解决问题，但又觉得这并非他的责任，毕竟他才六岁。他感到十分焦虑，却又无能为力。他气母亲把她的烦恼倾倒在他身上，造成他的负担；这些大人的烦恼，他其实不必知道。

同样的情形直到今天还在吉米和母亲之间上演。每次母亲一抱怨家里的事,吉米立刻退化成当年那个六岁的小孩(他自己并未察觉到这一点),生气而又感到无能为力。

第二个故事

这是发生在前世的事。吉米看到在西藏山上的寺庙起火了,他是个小沙弥,绝望地看着大火吞噬他们居住的地方。那时他才进入寺庙不久,好不容易融入那地方,正要享受它所带给他的归属感,灾难就发生了,把他拥有的一切夺走。

这种"好景不长"的无常感延续至今,造成吉米对生命持续的不安全感。

我们以几个能量介入疗法分别平衡这两个故事所导致的创伤,转变他必须"牺牲自己去成就别人"的想法、对"无常"的焦虑,以及非理性的匮乏感。

于是,"我的梦想总是会受到阻碍"这个关键想法被瓦解,因为所有支撑这个信念的理由和故事都得到疗愈了。

结束之前,吉米进入内心取得他从这次工作中获得的感悟:

- 我可以拥有自己的梦想,同时允许别人去学习他们的功课。
- 帮助别人时,要以爱为出发点,而不是恐惧或者罪恶感。
- 每一个结束,便是一个新的开始。

吉米终于放下"非得去帮助别人"的强迫性想法,以及对这想法的抗拒。他觉得帮助别人和照顾自己可以并存,他只要量力而为,对不同情况做出适当的回应。

吉米一开始的工作清单上几个看似不相关的议题兜了起来,分别得到程度不同的释放,而且他的自我觉察程度显著提升了。

这是一个典型的 GSH 疗程,历时一个半小时。

从吉米的案例,我们很轻易看到过程里所出现的两个叙事,不论发生的时间点是今生还是前世,都和吉米当前的工作议题有清楚的关联。故事可以是事实,也可以是象征,就如同梦境。通过这两个故事的疗愈,吉米进一步了解他对亲密关系的畏惧,以及他对无常的焦虑。我们也知道,这样的深层焦虑,就如同存在的焦虑,只能倚靠个人不断地深入觉察,一次次地遭遇,一次次地放下。疗愈生命所经历的创伤容易,疗愈生命与生俱来的焦虑,则是一个人灵性成长的过程,绝不是敲打几个穴位、进行几个介入治疗就可以达成目标的。

渴望拥有亲密关系的吉米如今知道,只有当他不再恐惧亲密关系所带来的负担,他所渴求的女友才会出现。

心理咨询师徐巧玲看了 GSH 个案示范之后,充满惊喜,说 GSH 一次疗程可以抵她的一二十次咨询,"在传统心理咨询中,从意识层面切入话题,抽丝剥茧,甚至必须处理个案的抗拒,通常要千回百转,真正的问题才可能浮现。这时候,可能已经进行了一二十次咨询,过程很漫长。而 GSH 有完整的架构,通过肌肉测试辨识出清楚的工作意图(焦点问题),让整个疗程聚焦;而且它步骤清晰,按照程序即可完成,相比之下,是很大的优势。"她最开心的是,可以把她过去学到的其他方法,融合在这个架构里使用。在这个工作模式之下,介入治疗是可以无限扩充的。于是,她所熟稔的心理剧、沙盘疗法等等都成为她可以运用的资源。

可惜的是,GSH 推出至今扩展缓慢。部分原因是它较为复杂全面,学习时间比其他能量心理学疗法要长得多(十五天[1]),另一部分原因则是安迪·哈思本身并不擅长行销推广。直到今天,这个应该要受到广泛认识及使用的疗愈系统,还在能量心理学偏远的角落兀自发光,等待有缘人去发掘它。

---

[1] 关于 GSH 训练课程的内容,可至作者个人网址阅读:www.shufangwang.net。

肌肉测试 —— 探询无意识的方法

数千年来,神秘学家、先知、圣人和哲学家总是主张,现实的根源其实是个万物相联、讯息恒存、讯息互通的场域。在东方,称之为阿卡习场域(Akashic Field)。然而,大多西方科学家一直以为这是个玄秘的神话。直到今天,最新的科学探索开启了我们的眼界,这个场域才重新受到注目。

阿卡习场域的效应不受现实世界限制;它能够将讯息传递给所有的生物体,交织出整体生命的网络。我们的意识也随时在接收它的讯息。

—— 欧文·拉斯洛博士(Dr Ervin Laszlo),匈牙利哲学科学家

肌肉测试(muscle testing),一般俗称"能量测试",其运作的原理来自"应用人体运动学"。二十世纪七十年代以后,强·戴蒙和罗杰·卡拉汉等能量心理学的先驱渐次更新它的使用方式,使得肌肉测试成为能量心理治疗方法学当中相当重要的一部分,虽然并不是所有的方法都需要用到肌肉测试。

它的基本运作机制很简单:对于无意识认为真实的陈述,肌肉会呈现强壮的反应;相对地,若是它认为不真实的陈述,肌肉便呈现虚弱的反应。

肌肉测试像是一个人体的自动测谎器,不受意志控制。

说来令人难以置信,在心理治疗里,我们想尽办法企图通过催眠或梦境探触的无意识,如今,却能够通过简单的能量测试直捣黄龙。依赖手臂、手指便可以揭露受测试者隐藏在问题表象下的无意识想法。而且它的厉

害之处还不止于此，它能够侦测的范畴其实是超个人的，视你所设定的测试场域而定。

连接一个巨型资料库

肌肉测试所萃取的讯息可以说是来自比无意识更深的层次，也就是东方文化所说的"气"或"生命力"，西方文化则泛称为"灵魂层次"的智慧。如果说无意识是埋藏在大海里的冰山，这一层次的智慧则是包藏着冰山的大海，无远弗届。在这个深层意识中，我们知道曾经发生在自己身上的一切事情，知道它为何发生，也知道我们该做什么才能疗愈这些创伤。这个层次的智慧被形容为像是身体的直觉（gut feeling），于是"肌肉测试"成为取得这个层次智慧的最有效方法。

当我在疗愈的过程里进行肌肉测试，我总是抱着一个意图：希望测试是为当事人的福祉服务，而且能够促进他的灵魂进化。

对肌肉测试进行许多年实验的戴维·霍金斯博士（Dr David Hawkins）形容人类的心智就像是电脑的终端机，连接到一个巨型的数据库。这个数据库是人类古往今来累积的一切意识和智慧。我们个人的意识便是根植于这个整体积累的意识。

所谓的能量测试，就是进入这个资料库去搜索答案。

对于霍金斯的这个"超级数据库"，厄文·拉斯洛提出有点雷同但更全面的描述："这个统一场域充满所有的空间，成为宇宙中事物出现和进行的基础。它携带着诸多宇宙通用的场域，包括电磁场、地心引力、核力场、零点能（Zero Point）。它同时也是宇宙用以记录、保存、运送讯息的要素。就后者而言，它其实就是所谓的阿卡习场域。"[1]

荣格的集体无意识，东方神秘主义者宣称的阿卡习场域，物理学家的量子集息（quantum hologram），信徒们认为无远弗届的上帝或神的心智（God's Mind）、自然的心灵（Nature's Mind），宗教哲学所讲的合一的意识，大伙儿齐聚一堂，认祖归宗。

不论用什么名词来标记，大抵都指向这个无所不在的、川流不息的讯息场。

这个统一场域里兼容难以计数的较小场域，密密交织在我们以为的虚空里，联系我们以及万事万物。这是个具高度智力的场所，也是宇宙的记忆磁碟，拥有从过去到现在，甚至未来的所有讯息。

古老的部落，萨满和先知，圣人与哲学家，早在数千年前就告诉我们万事万物都是息息相关的。晚近的科学家们在数千年之后才喘着气跑步赶上，连声欢呼："是！是！是！"

不记得是谁画了这样一幅漫画：量子物理学家扛着登山背包和铁锹，拉着绳索，满头大汗，好不容易攀登到山顶，却发现佛陀早已拈花微笑，趺坐山巅。

肌肉测试让我们从个人的能量场延伸出去，接通这个宇宙的统一讯息场。当我们从这个角度来理解肌肉测试，则它的运用不再是机械性的，而是近乎神圣的。它透露出个人的内在智慧其实是对准（in alignment）宇

---

[1] 参见《灵摆》，第128页。

宙的整体意识。这个内在的智慧很诚实地显示出我们在无意识当中所隐藏的信念，有待疗愈的创伤；它也告诉我们，怎么做才能增进健康快乐。无论如何，我们内在有个驱动力，它不由分说的，就是希望我们继续成长，让生命朝完美的理想迈进。而我们个人的成长似乎也是宇宙的愿望，因此讯息能够共享，经验能够互惠。

超越时空的"人体灵摆"

最近朋友之间流传一个用语，叫"人肉GPS"，就是在GPS不管用时，打电话询问当地的朋友，哪里有好吃好玩的、怎么去。

这给我灵感，我想管肌肉测试叫"人体灵摆"也挺合适，因为它的运作原理其实和灵摆没有两样。只不过前者使用显而易见的肌肉（手臂或指环），后者牵动的是肉眼不易见的身体极微小的肌肉。前者是以身体为灵摆，后者则是使用水晶玉石或金属为道具。

英国颇负盛名的灵摆工作者伊丽莎白·布朗（Elizabeth Brown）以《灵摆》（*Dowsing*）一书揭开灵摆神秘的面纱。她搜罗了许多新科学的研究，证明灵摆和巫术或鬼神并无关系，它事实上是另一种形态的肌肉测试。

灵摆是怎么起作用的呢？伊丽莎白解释，当你专注地问一个问题之后，就会如同电视天线一般感应了身体心智（body-mind）这个能量场所给你的答案，同时，将这个感应传递给手上的灵摆。接收到这个讯息的灵摆放大了这个讯息，于是开始摆动。所以，你就是你自己的灵媒，只是你并不知道。许多使用灵摆的人，还以为是神灵的力量在操控手上的灵摆。

怎么做肌肉测试？

既然是能量测试，理论上，我们可以测试身体的任何部位，臂肌、腿肌、小肌肉、大肌肉，测试哪里都无所谓。在能量心理学的范畴中使用最普遍的方法是"O环测试"以及"手臂测试"。前者，每个人都可以自己做，后者则需要由他人担任测试。

除此之外，有人测试舌头，有人摩擦指尖，也有人站立面对北方，利用地球的磁场，以整个身体的前倾或后仰来取得"是"或"否"的答案。用什么方法测试都无妨，重点是测试的时候，你的能量是在平衡状态，而且是在你的中心（center），在一个沉静的状态。

O环测试

这个名字本身已经说明了这个方法。O环，指的是以大拇指和另一个手指圈成一个圆圈，寻常做法是食指与大拇指，或者大拇指与小拇指。

惯用右手的人，以左手手指形成O环，右手测试。惯用左手的人，则反过来，以右手手指形成O环，左手测试。

O环测试的方法最常见的有两种（如115页图）。

第一种是一只手形成O环，另一只手的食指穿过O环，然后用力往外，看是否能够穿过两个手指的衔接点。穿不过的话，表示肌肉强壮连结，这是"是"；若很轻易地穿过两根手指的衔接，则表示肌肉连结虚弱，答案即为"否"。

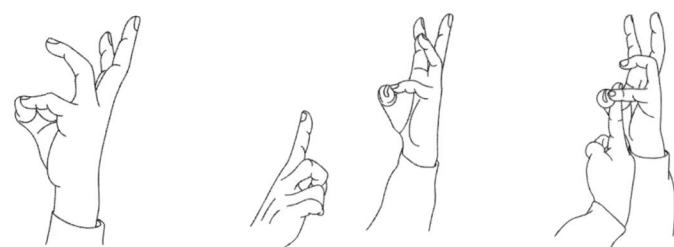

第二种是把另一只手的食指和拇指伸入O环中,然后用力往O环左右两边撑开,看是否能打开。若打不开,则表示答案为"是";若O环轻易打开,则答案为"否"。

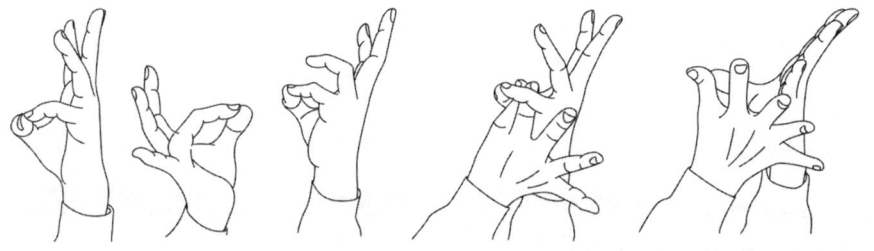

以O环测试为例,我喜欢使用的调整能量的方法为,先说一遍自己的名字:"我的名字是ＸＸＸ",然后测试。这时,O环应当是紧紧闭合打不开的。

接着,说一句不是真实的陈述,譬如"我的名字是布莱德·彼特",然后再次扣紧O环的手指测试,这时,无论做O环的这只手怎么用力,O环都应该很轻易就会被撑开。就这样试几次,便能够体会需要多大的力道才能让手指的O环呈现闭合状态,以便测试。在接下来的每次测试中,都要尽可能使用同样的力道。

这个调整和校准的步骤，决定了肌肉测试的效果。有点像是你开始训练自己的身体熟悉这样的沟通方式，由此来拿捏手指力道的大小。

手臂测试

这是我与个案工作时最常用的方法，主要是它能够让当事人清楚看见测试结果。

当一个人眼睁睁看着自己的手臂不听意志使唤，轻易就被按下去时，会产生一种戏剧性的张力，无形中更信任这个测试所传达的讯息。

测试时，请受测试者将一只手臂往前水平伸出，手臂此刻成为你与受测试者之间沟通的媒介，你开始探测它的力道、它表达"是"与"否"的差异。

先请受测试者说"是，是，是"，并请他发力对抗你的按压。同时，你按下他的手臂，手臂这时很快便挺住，让你感觉按不下去。于是，你知道这是他的手臂在说"是"的力量。

然后，请受测试者说"否，否，否"，同时请他发力对抗你的按压。相较于之前，现在手臂会比较软弱，当你按下时，它会下垂，好像没什么力气。你知道这是他表达"否"的力量（见图）。

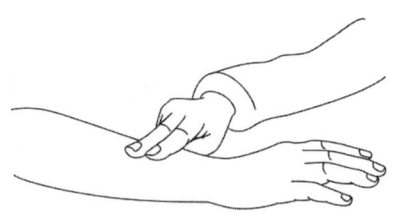
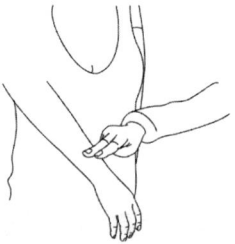

一旦你确认了他的"是"和"否"臂力的差异，便可以开始做肌肉测试。为了校准这个沟通方式，你可以使用上面O环测试建议的方法，请他说自己的名字，测试应当为"是"；接着，再请他说一个假的名字，测试应当为"否"。

　　肌肉测试就像是一种新的语言，两个人需要经过一点练习，调整力道，才能进入这样的沟通方式。一旦熟悉彼此的力道之后，便可以不假思索地进行肌肉测试。当然，你必须把所有的问题都设计成是非题。

　　说到这里，你大概已经迫不及待，跃跃欲试。但在正式测试开始之前，有四个重要的前提，不可以忽略：首先，确定自己不是在缺水的状态。接着，调整校准你的测试，直到你可以感觉手指清楚而稳定的力道。然后，每次问一个问题时，试着先把这个问题送入身体，特别是腹部的位置，给身体两秒钟时间以"感受"这个问题，再测试。一般初学者容易犯的错误为，问题尚未问完，便已经开始测试。最后一点是，你必须完全放下对答案的预设或偏好，因你的任何预期都会干扰测试结果。最后这一点，也是许多人最常犯的错误。

　　以上介绍的是肌肉测试的基本原则。当真要深入探究肌肉测试的可能用途，以及可能障碍测试的各种状况、学习处理能量逆转或不平衡的种种方法，是需要专书介绍的。

设定测试的层次

　　有趣的是，我们可以设定肌肉所测试的场域／层次，让同一个问题得到不同的结果。

譬如，一个人可能在无意识中有个根深蒂固的想法："我妈妈不爱我。"可是，对他更深层的智慧而言，这个想法未必为真。这时，如果进行这两个不同层次测试，却使用上述同一个陈述时，当事者在"无意识层次"对于"我妈妈不爱我"这个想法的肌肉测试会呈现"是"；在更深的智慧层次，测试结果却是"否"。

这是拿肌肉测试来辨识想法的优势，它让遭到扭曲的想法一览无遗。

一般在治疗时，若没有刻意设定测试的层面，肌肉测试的结果呈现的是我们的无意识层面的想法，无意识层面也是对治疗最有用的层面，因为我们的身心健康皆由无意识的想法掌管。

沉默的测试法

葡萄酒有种测试法，叫作"盲饮"，就是把酒标遮住，让品酒专家直接喝酒来表达对酒的感受，以防先入为主的观念影响品酒师的判断。

肌肉测试也有种测试法，很接近"盲饮"的做法，叫作沉默的测试法。

为了避免个案的预期干扰能量测试，我有时候采取沉默的测试法。有些习惯性喜欢掌控答案的当事人，甚至会主动要求我以沉默的问话方式进行肌肉测试。

进行沉默测试时，我会先在脑海里想清楚一个问题，然后对个案测试，许多时候这会得到更准确的答案。妙的是，即便是沉默，肌肉测试依然有问有答；只要问话者的意念出现，不管发不发声，身体都能接收到那个意念，继续与你进行沟通。语言不是肌肉测试的必要因素。

辨识沿袭自家族的问题

只要询问的问题恰当，肌肉测试甚至可以呈现我们从父母亲、家族所继承的创伤、态度或想法。

就这个层面而言，它和荣格的集体无意识是不谋而合的。我们的讯息场打从父亲的精子和母亲的卵子结合的那一刻开始，便同时接收了两方家族的全息图（hologram），而且同时受到这两方的讯息场影响。

譬如，一个人有"我不够好"这个顽强信念。经过多次治疗，每次消除之后[1]不久又植回，好比电脑里被删除了的档案又自动下载。这时候，极大的可能是，这个信念其实是存放在家族或族群的场域里。因而，即便这想法从个人场域移除了，但家族或部落的讯息场域并未更新。于是，通过场域连结的原理，这人好不容易从个人场域删除的想法，会再度从家族场域自动下载，直到这个人意识到这个循环，开始和家族的场域划清界限，才能终止这个情况。

我有个个案 J，他想要解脱他与家人相处的负面行为模式。他说家人之间常耍心眼，彼此不能信任，这是家里一贯的运作方式。但是，当我们以 TAT 去转化这个行为时却遇到阻碍。对于"放下这个行为模式，对我是安

---

[1] 能量心理学的方法可以很有效地转化一个人的负面信念。对于已"消除"或转化的负面信念，我们可以做肌肉测试。这时原本测试为"是"的负面信念，转化之后再做测试，便会呈现"否"的反应。但是，若造成这信念的根源尚未疗愈，这个转化后的结果可能不会持久，感觉上就如同电脑里已经删除的档案又被取回下载。

全的"，J 的肌肉测试为"否"。这表示 J 潜意识感觉他若是放下这个行为，便会遭到家里其他成员排挤，而且也无法自我保护。所以我们必须先转化他上述的忧虑，才能够转化他的行为模式。

一般人常忧心我们会遗传父母的疾病。这时候，你可以肌肉测试自己是否有"我会因为血缘关系而遗传母亲的心脏病"诸如此类的想法，如果有的话，则可以使用 TAT 来转化这个信念，譬如"我不会因为我和母亲的血缘而遗传她的心脏病"，这可以形成 TAT 的步骤二陈述句。信念的改变，会促使你选择性地关闭或开启某个基因。

塔帕斯曾提及一个个案，她们全家人基于某种未知的原因，都无法让水超过膝盖的高度。经过 TAT 治疗后，这女子成为她家中唯一一个可以涉水过膝的人。

一般而言，我们可以通过简单的测试，来确定"这个 XXX 的想法（行为）存档于我的家族场域"。一旦确定存在，便可以使用简单的能量介入疗法（TAT 或 TFT）来转变这种认知。

有些比较严重的情况，当事人甚至潜意识认为自己的祖先们并不同意他改变这样的遗传。这时，我们可以使用肌肉测试来检查他是否有下面的想法："我的祖先们允许我放下这个 XX 想法（或态度）。"如果测试为"否"，就必须先改变这个自我设限的情形。

譬如汤姆，他坦承自己深受家族的贫穷意识影响，他的祖父是从苏格兰移民美国的拓荒者；在异国胼手胝足的艰辛，深深烙印在家族的历史中。虽然汤姆目前工作稳定，收入也不错，他还是经常梦见自己流落街头行乞。这当然是非理性的潜意识的恐惧在作祟。

在我们进行治疗时，汤姆对于"我的祖先们允许我放下这个贫穷意识"的肌肉测试为"否"。他感到祖先们其实意见存在分歧，有些人并不同意他放下对贫穷的焦虑，因为这种焦虑能鞭策他们更加努力。通过 TAT 的治疗，汤姆进入深层意识与祖先们对话，最后取得所有人的共识。在那之后，他感到压力从肩颈骤然卸下，他看到祖先们列队向他致谢，因为他协助整个家族放下对于贫穷的恐惧。

当我们能够根除类似这种沿袭自家族的想法或态度时，疗愈的效果往往会更稳定而且持久。

汤姆的故事让我们看到，遗传的行为与创伤都是可以通过觉察而改变的，它们的影响不是绝对的。而肌肉测试在这种情形之下，是很方便的侦测工具。

为什么做肌肉测试？

肌肉测试是目前我所知道的，能够和身体／心智／能量这个综合的意识场域沟通的最便捷的方法。你不需要大费周章的催眠仪式或经年累月的咨询分析，便能探查或核对潜意识的想法，也能够察觉身体的器官或经脉是否平衡健康。

从实际层面来看，它可以拿来侦测过敏原，询问身体是否需要某些维生素或药物，或者，让身体自己告诉你某样东西对健康是否有益。

当你很冲动地想买一样东西时，如果停下来测试一下，便会发现这个东西与你是否和谐，是在增强还是在削弱你的能量。如果你愿意的话，也可以测试家中的藏书和音乐，看看哪些是在提升你，哪些是在削弱你。

依照这个逻辑推演下去，审慎使用肌肉测试，可以协助我们在日常生活或生涯规划中做出更明智的抉择。

我还异想天开，如果有一天，肌肉测试能够使用在政坛上，那么许多政客就不能够说一套做一套，说了谎很快就会被拆穿。还有，法庭上除了人证物证，若也能够同时使用肌肉测试，伪证一下子就曝光了，也可以省略漫长的取证程序。

让测试失误的因素

当然肌肉测试并不是万无一失。正好相反，可以造成它"失误"的地方可多了，譬如，我们真正测试的是测试者与受测试者共同分享的能量场，所以，这两者的能量平衡状态同时都要纳入考量对象的范畴。如果是自我测试，那更要小心检查自己的能量是否平衡。

让肌肉测试不准确的最常见因素如下：

- 缺水。
- 受测试者或担任测试者心中已有预设答案。
- 受测试者下意识想要隐藏真正的答案。
- 受测试者能量不平衡，精神太虚弱、太紧张，能量过低或过剩。
- 受测试者控制欲太强，下意识想要操控测试结果。
- 受测试者能量场紊乱。

- 受测试者对于肌肉测试抱有自觉或不自觉的负面想法。
- 受测试者的能量系统遭到过多毒素阻塞。
- 测试者对自己信心不足,怀疑肌肉测试。
- 测试时问的问题不清楚或不恰当,不属能够测试的范畴。
- 测试者经验不足,测试时所用力道不均。

如果一个人的能量逆转,经脉有逆流现象,测试时会得到相反的结果,"是"与"否"刚好颠倒过来。测试者若不觉察,容易根据这相反的答案做出错误的判断而误入歧途。能量逆转的情形,一般可以透过简单的穴位拍打来矫正。

如果一个人有心理逆转的情形,则肌肉测试的结果也会不准确(请参考142页"当治疗不起作用")。

譬如,一个人内在有一部分认为"自己不值得活着",或潜意识有"死亡的意愿",这已经"不想活"的部分的他,可能会导致能量系统紊乱,让测试的结果不准确,还会阻碍能量疗愈的进行。

还有就是长期服用药物或者有上瘾症的人,这些人的身体可能累积过量的毒素,能量流通严重受阻,因而无法进行能量测试。除此之外,镇静剂、抗忧郁症的药剂或酒精也会让测试难以顺利进行。

肌肉测试的陷阱

刚学会肌肉测试的人,很难抵抗肌肉测试的诱惑。

我看过一些极端依赖肌肉测试的人，买书或上餐馆点菜等日常小事都做肌肉测试，好像无法相信自己下意识的任何决定或喜好，几乎完全放弃自己的直觉力及判断力。这么泛滥地使用肌肉测试，令人捏把冷汗。

肌肉测试应当是辅助我们直觉力的工具，不应该喧宾夺主。

许多人误以为肌肉测试的结果是终极的结果，这其实与事实相去甚远。一个人的心态和想法改变了，会导致同一个问题出现不同的测试结果。

小说家七等生说："一个人是无法拿过去来对现在做索求的。"

同样的，你很难拿一个月前的测试结果来和今日的情况核对。一个月前你也许需要吃维他命D，但今天你可能需要的是维他命C。这个人两年前给你爱情，让你成长；可是，今天你该学的功课可能是不执着于这段感情，让他离开。

肌肉测试反映的是当下的深层智慧对你的问题此刻的回应，不是预测未来的工具。

我曾经应邀为一个能量心理学的工作坊介绍肌肉测试。有的同学马上兴冲冲要测试丈夫爱不爱她，不不，这绝对是行不通的测试。爱或不爱，不是一个可测试的问题，因为答案会随情况而改变，得看你是从什么角度、什么层次，甚至在什么时间来询问。

肌肉测试无言以对的时候

肌肉测试好比是我们的生物电脑（bio-computer），有时候也会死机!

有时候肌肉测试结果出现前后矛盾,或令人困惑的答案,这时,可能是这部生物电脑拒绝合作,决定不再回答你的问题。有时候,它拒绝回答是因为资讯不够;也有时候,是问题本身不清楚或太愚蠢(譬如,我要不要去做脸,这类常识就可以决定的事);还有的时候,是时机不对,它插不上嘴。

无论如何,遇见这种情况,你要不重新思索问题的陈述方式或动机,或者先中断肌肉测试,信任直觉。

意图会影响测试结果

我们的意图与焦点,对肌肉测试也有着决定性的影响。

想想你在 Google 网站搜寻时,必须键入关键词,才能开始搜寻,这关键词就是你的焦点。意图则跑在焦点之前,也就是你为什么搜寻。

对于能量测试的意图,通常必须是一个正面的、善意的意图,而且是与促进自己或他人健康、成长相关的议题。

肌肉测试有个内在的智慧,是不让自己遭到误用。它通常会拒绝回应负面意图的询问。你不能问它六合彩签赌,或是如何打击别人的缺陷之类的问题。但若你要买房子,那牵涉你的健康与快乐,便可以运用肌肉测试,来确认这个决定是否正确。

这时,问法很重要,看你的主要考量是什么:是财务、健康或快乐?(我比较贪心,这种情形我可能会问:"当我们将这一切都纳入考虑,此刻买这个房子对我是好的吗?")

肌肉测试可以很有弹性。当问题的焦点是个人,它给你个人的讯息;当问题的焦点针对整个团体,它给你代表这团体的讯息。当问题涉及疗愈根源,答案甚至可以溯及前世、其他时空。

肌肉测试反映的是一个既广又深的能量场的智慧。测试者的意图,决定是否可以做肌肉测试;测试者的焦点,决定肌肉测试的搜寻范围和答案。就好像是收听调频广播,你可以收听地方电台 AM,也可以扩大调频,收听 FM。

日常工作当中,我经常通过电话或 Skype,替个案进行肌肉测试。这时候,我使用的技巧是"替代测试"(surrogate testing)。我把自己的思维倒空,让自己全然观想个案,把自己的场域调准到他们的场域,然后替他们进行测试。时空的差异对于测试结果完全没有影响。

个案故事

巧克力与情人

海莲娜对两样东西上瘾:一是巧克力,二是杰克。

每当她心情不好,就忍不住想吃巧克力。她说吃饭总是心不在焉,囫囵吞枣,一心想着饭后的甜点,巧克力慕斯或蛋糕。杰克是个花花公子,有许多女友,但他常和海莲娜互传火辣辣的简讯调情,海莲娜沉溺在对他的性幻想里无法自拔,虽知他不会认真跟自己交往,她只不过是他的甜点和娱乐。

要说服她放下杰克和巧克力都很难。为了让她明白这两件事对她健康造成的影响，我使用肌肉测试。

我先要她说"清澈的泉水"，手臂测试强壮。

接着，我请她说"巧克力"，手臂骤然变成果冻，松软无力。

她很吃惊地看着我，一副不可置信的样子，然后抗议说，她刚才没准备好，要我再测试一次。

我知道她这次为了心爱的巧克力，铆足了全力。

可是，她一说巧克力，手臂立刻如稻草，我轻轻一按，便下垂。

然后，我请她说"鳄梨"，这是一种她很喜欢的水果。

她的手臂立刻恢复力气，任凭我怎么使力也不移动。

再请她说"杰克"，果冻一般的手臂又出现了。

海莲娜不甘心："可是，巧克力让我感觉良好，带给我安慰。杰克让我生活里有些刺激娱乐，不那么无聊。"她辩称。

于是，我请她说："巧克力让我感觉良好。"

结果，她的手臂如任人摆布的木偶般，毫无力气。

我再请她说："巧克力让我身体不适。"手臂则强硬如刚。

对于杰克的测试结果，和巧克力如出一辙。

海莲娜以为她喜欢的事物，与身体层次呈现的好恶截然不同。两个上瘾的事物，杰克与巧克力，都在削弱她的能量。她说，难怪她每次吃了巧克力之后，隔天便十分疲惫。和杰克的关系，像是一个游戏，并无法带给她安定感，反而是反复无常的焦躁。她真正渴求的是一个愿意给予承诺的伴侣。

我们做了更多的测试让她了解，她的身体其实视巧克力为"毒素"（toxin）。因此，每次她一吃巧克力，身体的代谢系统正奋力地围剿这"毒素",试图排除它,于是带来短暂的快感。但之后,身体就会更加疲惫,仿佛打完仗似的。杰克也是,每次和他接触过后,总出现更大的空虚;杰克要的只是性关系,不是情感上的亲密。

两相对照之下,我不必多费唇舌,海莲娜自己便领悟到她该怎么做。

当我们把肌肉测试的优点和可能的疏失放在天平上,优点这边还是会沉重许多。曾几何时,肌肉测试已经堂皇地进入许多另类疗法的诊疗室里:芳疗师以它来决定需要的香精,顺势疗法以它推敲剂量,彩油疗法拿它来决定需要的色彩。在能量心理治疗里,它辅助我们查看个案潜意识的想法,决定疗愈所需要的介入治疗,需要敲打的穴位……

霍金斯更进一步使用"肌肉测试"为工具来探测心灵能量。你可以测试书本、音乐、电影、某个人的心灵能量的高低。基本上,对于任何对象和现象,肌肉都会呈现强或弱这两种反应之一。你的微笑会让一个人测试为强,你的憎恨也会立即削减一个人的能量。

当我们从"肌肉测试"这扇窗子望出去,我们看到一个截然不同的,不再经理性筛选的世界。它让我们涉足意识的深渊,让我们想逃避的一切无所遁逃。我们可以询问的问题海阔天空,而答案却只有一个,"是"或"否"。

第三部
关于疗愈

这部分集结我对疗愈的一些观察与思索,
包括从能量的角度来理解创伤、辨识可能阻碍疗愈的因素、
检阅科学实证的故事,探索这些疗法对灾难救助的潜力,
还有疗愈的趋势观察。

生命永恒的推手 —— 创伤与疗愈

关于创伤,有许多定义和说法。我想要从能量的观点来谈谈创伤。

无法代谢的经验

设想有件事情发生了,它造成我们身心的冲击。这个事件对我们来说可能是太糟糕、太美好,或程度上太过剧烈。对于太糟糕的事,能量会退缩自卫,想要逃离,或者肾上腺激素骤升,冲上前反击。而遇上令自己招架不住的事,我们会受惊吓而骤然冻结,失去行动力。

无论是哪一种情形,不管我们是逃走(fright)、反击(fight),或瘫痪、冻结(freeze),总之,这事件的冲击已经导致我们的能量系统失去平衡。

美国太空总署的压力顾问彼得·莱文(Peter Levine)曾观察受创的野生动物,在遭逢掠夺者过度惊吓之时,会呆滞地在原地而忘了逃跑。然而若它们侥幸自那个痛苦的经历生还,会突然全身剧烈颤抖,把滞留在能量系统的创伤发泄出来。有时它们甚至会躺在地上,四肢却做出奔跑的动作,仿佛在完成方才未能实现的逃跑。这之后,它们的生理机能便能够恢复正常,可以起身活动,仿佛什么事也不曾发生。

可惜大多数人已经丧失野生动物这样的自我疗愈本能。多半时候,我们只是先把这个创伤经历存档,理性地告诉自己,日后有机会再来处理它。创伤释放专家大卫·伯伽利(David Berceli)有一次和一群居民在中东一个地窖里躲避空袭。他发现一个奇怪的现象,所有的大人都强作镇定,而小孩却是不停地颤抖。小孩和上述的动物一样,都知道怎么释放创伤。伯伽利就此发展出一套释放创伤的法则,他引导身体在一种有所控制的状态下,进入轻微而持续的颤动,来释放体内积累的创伤和压力,平衡交感神经与副交感神经[1]。伯伽利的方法帮助了许多运动员和战区的返乡士兵释放体内积累的创伤压力。

其实,创伤不仅会造成肌肉剧烈收缩以便自保,身体也一并储存了所有相关的记忆、情绪冲击,以及体内骤升的化学反应等等。若我们没有即时消化那个经历,代谢它所滞留的能量,这能量上的失衡状态便会持续下去。而与这事件相关的讯息,会存留在我们的能量系统,继续造成身体、心理、行为、精神上的各种问题。

创伤写入身心系统

许多表面上不相干的问题,譬如胃溃疡、失眠、紧张、忧郁、情绪管理、亲密关系,甚至信仰上的疏离感,很可能都是根源自同一个创伤事件,只是以不同的方式呈现出来。

譬如你拼命准备联考,结果考试失常了,没有进入父亲期望你上的那所中学。你父亲在非常失望之下,对你说:"对面的阿明都上了一中,你就

---

[1] 伯伽利为临床社工出身,立志服务众生。他成立伯伽利基金会,到灾区和战区教导人们使用他发展的方法 TRE(Trauma Release Exercise)来释放创伤。http://www.bercelifoundation.org

是比不上人家,我对你的心血都白费了。"你因为受到打击,羞愧自责,于是告诉自己"都是我不够好","我必须更努力才行","我不值得被爱"等等。

这些循此而来的信念,从此作为你的座右铭,养成你的生活态度。这样的态度,可能使你成为工作狂,给自己超过负荷的压力,结果身体出现种种毛病。

因此,疗愈要想达到最佳效果,必得发掘这些影响重大的深层信念与自我认同。创伤的记忆绝非像一般人以为的那样只存放在脑中,它也储放在身体里,在我们的能量讯息场中。

身心并不能分离;身心本来就是一回事。

下面这则故事让我们看见身体里的创伤记忆。

个案故事

被忘却的饥饿

安吉拉的腹部经常胀气,她总感觉不到肚子饿,因此无法享受品尝食物带来的欣喜。另一个坏毛病是,她每天睡前都必须吃东西。如果她空腹去睡,半夜就会恐慌焦虑,导致她起床找东西吃。结果想也知道,她的体重一直上升。我使用 TAT 治疗导致她消化系统这些异常行为的原因。过程中,安吉拉突然哭起来,她想起小时候家里很穷,妈妈做面包让她拿去卖,才九岁的她闻着香喷喷的面包,肚子饿得咕咕叫,但妈妈却一个面包也不让她吃,因为那些面包可以换回全家人一天的生活费。小时候的她经常在饥饿当中度过,却必须强迫自己忘记饿的感觉,继续卖一整天的面包。

疗愈了这个创伤后,安吉拉腹部不再胀气,而且她开始可以感觉到肚子饿,消化系统恢复正常运作,睡前不再必须进食。

像这样的例子层出不穷。意识上我们因为无法面对而蓄意遗忘的创伤,身体却始终记得,而且提供我们疗愈的线索。身体智慧的灵性本质在此展露无遗。

身心缠绵纠结

坎代丝·帕特花了许多年的时间研究细胞的受器和情感的关系。她发现,我们的"感受"是潜意识与身体之间的桥梁。而且不光是脑部细胞,我们全身每一个细胞也都有情感的受器。细胞们便是通过这个受器互相交谈,与内分泌产生共鸣,也与我们服用的药物、我们的思维或情感产生共振。[1]

我们身体的感觉构造相当精密。可以说,每一刻都有数不清的情感讯息正在细胞之间交流着。

布鲁斯·立普顿说,潜意识就如同硬体结构的程式,你所存档在潜意识的信念,时时刻刻影响着你对周遭环境的观感,也因此主导着你的身体健康。立普顿经由观察单细胞的行为发现,"经过数十亿年的演化,生长／防护这两种截然不同的生存机制有一个暗藏的玄机,那就是生长和防护机

---

[1]《希望感觉良好?你需要知道的一切都在书里》,第110页。

制不可能同时以最佳的状态运作。换言之,细胞不能同时前进和后退"。

人会在转换到防护状态时,自然而然限制自己的生长机制。于是,当你急着逃离追赶你的老虎时,势必会集中所有的能量来战斗或逃跑。这时候,你不可避免地会调动储备的能量来发动防护反应以求生存,如此一来便会导致生长的萎缩。[1] 而当你认定这世界是安全的,身体便能够休养生息,把精力用于再生修复。这两种观感,发送出截然不同的指令给身体,操控我们身体的运作。所以说,我们的潜意识打造了我们的身体,也打造出我们的健康状态。

觉察身体存放创伤的位置很重要。因为,我们可以反过来,通过身体有所觉知的部位去探索创伤的根源。

身心如此缠绵纠结,这不是诗人的浪漫形容,而是科学家的实证结果。

算起来,帕特提出这个说法的时间点大致比安迪·哈思酝酿出 GSH 的时间晚了十年。看来,以身体为疗愈创伤的最佳媒介这样的认知,也开始得到生物科学家的支持。

"不管是伤风或癌症,只要你开始追索并回到疾病的根源,所有的疾病都可以治愈。你的脉轮通常可以提供相当准确的诊断。只要你能够确认生命当中,哪个地方总是受到忽视或误解,便可以解开病因,弥补身体的损害。"英国的能量疗愈者克里斯·汤姆斯(Chris Thomas)侃侃而谈他的疾病观,他的书名长得很:《你一直想要知道的关于身体的一切,但却没有人能够告诉你》(*Everything You Always Wanted to Know About Your*

---

[1] 参考布鲁斯·立普顿所著之《信念的力量》(*The Biology of Belief*),第182-183页。

Body but So Far Nobody's Been Able to Tell You）。[1]

汤姆斯慨叹，我们当今所面对的最大问题在于，我们不明白是什么让身体内在的各部分产生连结。西方文明的发展，让我们逐步远离身体的能量与灵性的本质。

其实，从疾病发生的部位与脉轮之间的关系，我们往往可以推测出造成疾病事件的属性。[2] 譬如结肠方面（第一脉轮）的毛病常与生存恐惧有关，而喉部（第五脉轮）的问题，常与自我表达的困难有关；心、胸的异常（第四脉轮），则可能是积累的情感包袱所引起。

曾有个女子来找我医治她的心痛。她说每天早上都受到锥心之痛折磨，有时一天数次。在进一步谈话之后，我发现她非常怨恨自己的原生家庭，认为所有的家人都背叛她、遗弃她。当我建议她进行介入治疗来协助她宽恕家人对她的伤害，因为这持续的怨恨导致她的心痛，她却拒绝，说这是不可能的，她并不想面对她和家人的纠结。她只希望我帮她消除心痛，却不想面对心痛的原因，治疗当然无法进行下去。

最近和一位罹患前列腺癌的患者艾可工作。我发现他的前列腺癌引发的时间，正是他和妻子婚姻出现危机的时候。妻子个性强势，他们的亲密关系冷淡，他有许多积累的怨怼。加上那时他在公司也常受同事欺压摆布，觉得自己很无能。如此里外夹攻，使他承受好大的压力。这种无法表达自己、不被爱或接纳、忍气吞声的感觉，正是造成他疾病的主要原因之一。

---

[1]《你一直想要知道的关于你身体的一切，但却没有人能够告诉你》，第175页。
[2] 同上，第174页。

疗愈需要追本溯源吗？

小说家阿城在谈论历史时有一段精彩的话，他说，当历史再一次进步时，它要克服的是历次历史的积累，而不仅仅是某一范畴的规范。历史要变为新的自己，不得不清算陈旧的观念，才能维系新的历史现实。

我觉得这段话用于疗愈也非常合适。

从无法在大家面前发表演说到癌症，从容易发脾气到恐惧亲密关系，我们的困难无论大小，都有起源。

这起源可能是我们这辈子发生的事，也可能是前世印象的遗绪，甚至是发生在祖先们身上的创伤所传递下来的结果。

但是，疗愈一定得追究起源吗？我们非得逐一认识我们过去积累的历史，才能放下不合时宜的想法或态度吗？

对这一点，疗愈者见仁见智，至少塔帕斯·弗莱明并不以为然。

塔帕斯认为只要能够联系我们身心各个部分，通知它们"这个事件已经发生了，而且结束了"，然后下意图去疗愈所有涉及这个问题的起源，便足够了。我们不需要明白这起源究竟是什么，在何时或何处发生。她认为若凡事都要追究起源，那疗愈就太漫长了，只要有意愿疗愈问题的起源便可。

然而，也有其他方法，譬如 GSH 便十分着重探索问题出现的原因，因为安迪·哈思认为自我觉察是成长的契机。协助一个人了解问题，是巩固疗愈最好的方式。

安迪的出发点来自心理治疗传统，而塔帕斯则来自能量医疗传统（针灸），没有孰是孰非。任何方法只要是用在对的情况，就是最好的方法。

"疗愈"与"治愈"

疗愈究竟是什么？看英文会比较明白。英文字清楚的区分 healing 和 cure。cure 的中文意思是"治愈"，表示移除一个人的症状。这症状可以是身体的，譬如偏头痛；可以是心理的，譬如忧郁症。然而，healing 一般译为"疗愈"，这通常意味着历经一个过程，让一个受创的状态修复愈合。这受创的状态可以是在身体、心理、关系或灵性的层面。症状的移除不是疗愈的终极目的，只是附带产物。在疗愈的过程里，一个人经历信念、情感的转化，对自己行为的觉察，甚至修复与神（上帝）的关系，感受到灵性的提升。

换言之，治愈是移除症状／问题，而疗愈则转变一个人与症状／问题的关系。

疗愈实际上是一个涵括多层面的活动。

当我们不再对抗问题，不再逃避问题，能够正视问题，问题便成为我们成长的养分，催化我们成熟，转化看待问题的方式，以新的认知去包容仍然存有问题的世界。这是比较深刻的疗愈。

疗愈之后，症状可能消失，也可能不会，有时候，我们真正疗愈的是我们与自己的关系。譬如说，有个人总是不满意自己的长相、身材，因为她通过曲解的眼光看待自己，于是她看不到真实，只看到扭曲的实相。这时，我们当然不是去改变她的长相，或是鼓励她去整形，而是去疗愈她和自己的关系。只有改变她对自我的意识，才能改变她看待自己的方式。

疗愈的速度

在我的经验当中,有些痛苦事件,的确可以很快地经由能量心理学的介入疗法来获得疏解。郁结的能量疏通,打结的心思豁然开朗。

譬如失恋吧。有一个大学生因为失恋来找我。就要期末考了,但是他情绪极端沮丧,女友对他忽冷忽热,搞得他莫名其妙。我以 TAT 释放了他遭到拒绝的创伤,以及因此而受挫的自信与自责。治疗结束时,请他再度去想这个令他茶饭不思的女子时,他不仅再也没有情绪,甚至说出"我感觉她对我原本就不是很真心"这样的觉察。才经过一次疗愈,他便走出失恋的阴影,专心准备期末考试。

想起自己从前每次失恋,都要耗费至少一年的时间,才能够从痛苦中走出来,那时要是懂得能量心理学就好了!不过,话又说回来,如果情伤如此轻易疗愈,那就不会有这么多情诗和小说了!能量心理学的方法固然可以快速平复分手的震惊和创伤,但是深爱一个人的失落悲伤依然不能避免,必得经历和体验。

有时候,问题的确必须通过深刻的体会,逐步觉察才能够转化,这时候,发掘问题的起源,并且体会它所造成的影响,便是很重要的过程。就像是剥洋葱,剥下外面一层,底下的一层才显露出来。我们一开始所见的问题,可能只是表面的症状。

譬如,小鱼一开始是为了免疫系统的问题来找我。然而经过长期的工作,我们发现,她的健康问题来自于工作的压力和负面思考的习惯。实际上,她的人际关系疏离,有疯狂的购物欲,情感关系也卡住了。但在这些问题都逐步转化之后（包括离开交往了十多年的男友），问题的真正关键才浮现。她对于自己当前的秘书工作其实相当倦怠，无法发挥她的创作潜力，这让她很受挫。她找不到存在的意义。我们接下来的工作便是协助她勇敢地去面对内心的理想，更换工作部门，参与节目创意研发。

过敏与创伤的关联

过敏症状许多时候也与创伤有关。

想想看，引起你过敏反应的物质本身，譬如花粉、坚果、阳光等事物，其实是无辜的，通常是我们的身体对于这些东西起了反应，它在推拒或排斥那个东西。

有一次我在治疗一个少年对尘埃的过敏，他突然看到一个画面，有一辆盐酥鸡的车在前方骤然对他排放油烟，呛得他满头满脸。而那正是造成他过敏的事件。我们的系统有时候便是因为遭到如此简单的事的打击而失去平衡。

有个朋友对番茄过敏。他提起在寄宿学校时，有一回因为感冒胃口不好，不想喝番茄汤。但严厉的教官强迫他喝下，结果他呕吐在汤里。从此，他开始对番茄过敏，连沙拉里的番茄片都要一一挑拣出来。

过敏通常是创伤所造成的关联性反应，是我们把对一件事的负面印象转嫁到当时正在接触的东西，于是开始排拒它。

曾经在治疗一个女孩对猫的过敏时，她看见小时候的一个画面，父母亲因为酗酒正在吵架，那时家里的猫蹲在墙脚。她当时年纪很小，十分害怕又不知所措，和猫咪一起缩在墙脚。显然，猫咪的出现和她极力想忘怀的痛苦经历在潜意识上挂钩了。

于是，我们常常在治疗一个人的重大创伤之后，发现他的过敏症也跟着解除了。

也正因此，塔帕斯说，要治疗过敏，必须先要治疗发生在一个人身上的重大创伤。

创伤是必要的

打从诞生在这个地球上的那一天开始，有件事是确定的，那就是我们在生命当中，一定会受创。没有人能够住在象牙塔里，不和世界接触，毫发无伤，全身而退。创伤是无法避免的。

创伤虽然造成痛苦带来悲伤，但在另一方面，没有创伤的人生多么乏味！没有痛苦，就无法体会快乐；没有分离，就没有重逢。没有破碎过的心，又如何能够敞开呢？通过创伤的锤炼，人变得更有韧性，更谦卑，更富同情心。

如果我们是一颗种子，创伤便是浇灌我们的雨水，烤晒我们的太阳，摇晃我们的飓风；它让我们长得粗壮高大。

并不是说人生必得要依赖无止境的挑战或创伤才能成长（如果有这样的信念，最好及早剔除）。只是，如果创伤发生了，与其怨怼，不如好好利用它！

创伤与疗愈是生命永恒的推手，通过这两者之间永无止境尽的循环，我们一次次坠落，一次次重生。

当治疗不起作用

发明了TFT的卡拉汉有句名言，他说，如果有人宣称自己的治疗可以达到百分之百的成功率，那是因为他接触的患者还不够多。的确如此，就算是成功率再高的治疗师，还是会遭遇极具挑战的状况。有些情况，不管你采用什么方法，当事人就是无动于衷，对治疗毫无反应；他的情绪困扰程度似乎停在原地，无法下降到理想的指数（即SUD）。这时候，当然首先得考虑所使用的疗法是否恰当，对问题的切入点是否需要调整。若这些都没问题，那就进一步考虑以下两种可能性：

1. 心理逆转（psychological reversal）
2. 障碍转化的想法（stopper）

心理逆转影响治疗成败

"心理逆转"是导致治疗不起作用相当普遍的原因。

卡拉汉是最早提出"心理逆转"这个名词的心理师。早在一九七九年，当他对患者进行肌肉测试时，便注意到一个不寻常的现象："有很多的个案，当测试'我要变得更好'时，手臂是虚弱的，而测试'我要变得更糟'时，手臂反而强壮。"卡拉汉感叹："怪不得心理治疗这么困难。""当你有心理逆转的情形时，你的行动常和你所渴望的结果相反。你或许不想在你不饿的时候吃东西，而且你真的想戒除吃得过多的习惯。可是，事实上你仍然继续贪食,好像你正在阻碍自己所做的努力。你对这情况感到无助,但是又不知道原因。"[1]

卡拉汉基本上是从能量的角度来看待心理逆转,认为这是经络系统当中能量流动倒转了方向(两极性相反),或者能量流动受阻导致的紊乱状态。他坚称这个情况必须先解除,否则治疗很难产生效果。

担任英国家医训练讲师的医生马克·钱伯斯(Mark Chambers)也呼应卡拉汉的说法。他认为,心理逆转经常是导致许多医疗失败的原因,然而,传统医学当中并无有效的方法来侦测或因应心理逆转现象。马克本身也是TFT训练师,因此他在问诊时,经常结合使用TFT,以便移除患者的逆转现象[2]。

心理逆转现象呈现的效果,类似在心理治疗当中所谓的对治疗的"阻抗",只不过这样的阻抗不仅是我们的观察,而是会呈现在能量场里,像上述肌肉测试的结果,是可以被侦测的。特别是在采用能量心理治疗法时,心理逆转严重时会瘫痪所有能量的运转,让一个人难以改变。而矫正心理逆转,常常也需要精准地辨识导致逆转的想法或认知。这有点像是把一个死机的电脑系统重新开启,你需要输入正确的密码才行。

有意思的是,这种心理逆转的情形不仅存在于心理问题当中,还呈现在患有慢性疾病的人群里。卡拉汉曾提及数年前在纽约大学进行的一项研究,在灵敏仪器测试之下,他们发现96%的癌症患者有两极性反向的情形,而没有肿瘤的人仅有5%有这样的情形。卡拉汉因此推断,就像是心

---

[1] 《能量心理学》,第103页。
[2] 参考汤普森所著之《敲出你的生命力》(*Tapping for Life*),第89页。

理逆转会阻碍心理问题的疗愈，它也可能会干预癌症治疗。[1]

为何能量讯息场会出现这样的紊乱状态或逆转现象呢？有人解释这是一个人潜意识里并不想得到疗愈；也有人认为这表示一个人对于疗愈有内在的冲突。但是，我更喜欢费尔·墨伦的譬喻。他形容心智的属性就像一台处理资讯的生物电脑，一个家庭的不同成员（或者说，每个人内在的诸多次人格"sub-personalities"）会各自使用不同的操作程序来操作电脑。而这些不同的家庭成员，也正如在一般家庭里那样，往往彼此意见不合，无法达成共识。因此，对于"疗愈"某个议题，不同部分的你很可能持有不同的意见，这时便会造成能量场的混乱。

辨识心理逆转的方法

怎么知道一个人有没有心理逆转呢？英国TFT训练师珍妮·汤普森（Janet Thomson）在她书中提出一些线索来辨识一个人的能量"逆转"现象：[2]

- 想法很负面；
- 做事因循拖延；
- 有自我阻碍的行为；
- 说话时不经意就会把方向搞错，譬如想着左边，却说成右边；买菜回

---

[1]《敲醒心灵的力量》，第244-255页。
[2]《敲出你的生命力》，第49-50页。

来把牛奶摆进烤箱,该加热的晚餐却放入冰箱;

- 有阅读上的困难(dyslexia),或者理解能力薄弱;
- 思绪常处于混乱困惑状态。

然而,我发现想要侦测心理逆转,最可靠的方法还是肌肉测试。

首先必须先确认这个人的能量系统是否平衡,这可以进行简单的测试,用"我的名字是XXX"来检测:说出正确名字时,肌肉测试会呈现强,而说出假名字时,测试会呈现弱。如果这人测试结果正好相反,表示他的能量系统此时是逆流或受到严重干扰。这时可以使用下面平衡逆转的方法来解除这个现象。

如果一个人能量系统是在平衡状态,便可以继续测试下面的逆转情形。

譬如:"我要克服这个问题"/"我要保有这个问题",或者,"我要健康"/"我要生病","我要快乐"/"我要悲惨"。上述这些基本信念若显现出相反现象,则表示一个人有普遍的逆转现象。

有时候,逆转可以呈现在好几个层面。一般而言,你可以测试的有:全然克服这个问题的意愿;你的各个部分是否都同意进行疗愈;对于放下这问题是否有罪恶感/羞愧感;是否觉得自己不值得疗愈;内在是否认同这个问题;如果没有了这个问题,你会不会无所适从等等。

你可以依循你的直觉来询问可能导致逆转的种种事项。

汤普森把心理逆转归纳为两种类型:[1]

---

[1] 《敲出你的生命力》,第49-50页。

1. 大量逆转（massive reversal）
2. 特定逆转（specific reversal）

如果你发现前面所提示的线索里，许多项目都在你生活当中经常交替出现，那么你极可能是有"大量逆转"。也就是说，不需要任何明显的原因，你就是会持续感到悲观消极或对周遭发生的一切感到困惑。这时候，你的能量场的电极（polarity）可能是与正常状态相反的。

然而，如果大多时候你是感觉还不错，只有在某个特定的时候才出现上述的某些现象，那么你可能是隶属"特定逆转"的范畴。譬如说，有人一碰英文就头痛，完全丧失理解力。

下面这个个案故事，或许可以让我们窥见心理逆转如何在疗愈进行当中阻碍疗愈。

个案故事

各有主张的"部分"自我

她说好累，但是无法休息，她停不下来。

过去一年多来，洁西很拼命：读书，去健身房锻炼；为了保持完美的身材，吃东西小心翼翼。"妈妈说，想成为明星，必须要有完美的身材。"洁西是个才出道的演员，找工作不如她想象中如意。上个月和男友分手，可是她连心碎的时间也没有，持续马不停蹄地鞭策自己。最近在一次排演时，她情绪突然崩溃，在剧场里哭个不停。绷紧的弦终于断裂！

"即便像今天这么累，我也还想着晚上该去健身房锻炼。我如果停下来休息，就会有罪恶感。我觉得我没有资格休息，我还没达到目标，还没有成为一个知名的演员。"

洁西想要给自己放假去旅行，但是没办法。恐惧填满她的心思，深怕一旦离开，就会错失可能上门的演出机会。

我说："我协助你放下恐惧好不好？"洁西点头说好，她真的渴望休息。

于是我们做肌肉测试，问"我愿意克服这个问题"，结果她手臂下垂，说"不"，表明了她有心理逆转的现象。我请洁西做了锁骨呼吸法来矫正这现象，然后再次做肌肉测试，这次"我愿意克服这个问题"得到肯定的答案。

可是，当我们进一步测试"我愿意全然克服这个问题"，答案仍然是否定。于是我们继续进行锁骨呼吸法矫正逆转。如此这般，我们一再测试，前后矫正了七个不同程度的心理逆转。洁西对于"让自己休息"的确感到很不放心。恐惧鞭策了她许多年，让她完成许多事，虽然折磨，但是也带来许多好处。她的成绩让同学艳羡，她的努力得到母亲的赞美——这些都是她害怕失去的。洁西认为若没有了恐惧，她会变得一事无成。这个部分的她像是弗洛伊德所说的"超我"（super ego），内化母亲对她的期盼，提着鞭子喝令她不准休息，她还不够好，得要夙夜匪懈。

在这过程里，洁西想起上中学时有段时间曾遭受同学欺负，那时的她只能依赖母亲的保护与肯定来生存，导致她全心全意要做个乖女孩讨母亲欢心。这个行为和她对母爱的渴求结合，使她无法去挑战或违抗母亲对她的任何要求，而这更延缓了她的个体化（individualization）历程，她所渴求的成长，必须从切断她和母亲之间的能量脐带（energy cords）开始。

只有通过这个痛苦的分割，她才能够觉察内心的真正感受，并且开始替自己的生命做决定和负责任。但是，在这之前，我们首先必须平衡洁西遭受欺负的创伤，那是问题真正的起点。

当所有逆转的情况都解除以后，问题的转化瞬间变得快速而且清晰。有时甚至平衡逆转本身便是疗愈的重点。第二次见面时，洁西对母亲的掌控行为所潜藏的愤怒冒上来了，她埋怨母亲对她身材的吹毛求疵，诸事干涉，每天都要打电话好几次，造成她的压力。

我总共和洁西作了三次咨询。在我们第一次见面的三个星期之后，她飞往亚洲的一个热带小岛去度一个月的长假，并且在当地找到一份短期工作。

由洁西的故事，我们看到逆转现象同时有能量和情感认知这两个面向，它也经常传达心理动能上的冲突。

平衡心理逆转的方法

针对心理逆转，卡拉汉提出三个平衡的手法。除此之外，汤普森也提出一个简便的穴位敲打法则，在此一并跟大家分享。

这些平衡逆转的简易方法，你可以单独使用，也可以结合咨询和其他疗愈方法使用。

轻敲手掌的侧边 —— 心理逆转点

以一只掌手轻敲另外一手的外侧边缘，小指根部和手腕之间的位置

（见图），想想空手道劈砍的手刀（karate spot）吧！这是矫正心理逆转最简易的手法。

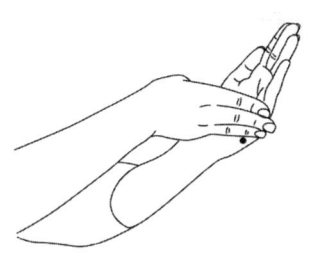

有趣的是，在 EFT 一开始陈述议题时，当事人必须一边反复敲打这个逆转点，一边陈述他的问题。譬如："虽然我不愿意去克服这问题，我还是全然地爱和接受我自己。"聪明的盖瑞·克雷格显然已经把心理逆转的防治纳入 EFT 的基本步骤里。

如果和疗愈冲突的想法已经曝光，你可以一边想着那个想法，一边以手心敲打这个心理逆转点来平衡那个想法。

如果你并不知道冲突的缘由，只是感到自己对于正要处理的问题有所抗拒，也可以敲打这个位置来卸下焦虑。

总之，这个方法对很多情况都十分管用，除了校正能量的逆转与紊乱，也能够让一个人立即回到当下。

肋骨下方的痛点（sore spot）

从左边肋骨与肩膀交界处，以右手食指按压，沿肋骨下方往胸部中央滑动，假使你发觉有个痛点（sore spot）（见图），则划弧按揉它，直到那痛平息为止。这里是淋巴和血液循环交界处。如果出现痛点，则很可能你的身体有些淤积的毒素，阻碍能量流通。

按揉了痛点之后，轻敲鼻子下方"人中"的穴位二十次。这是卡拉汉治疗心理逆转的第二个方法。

锁骨呼吸法(collarbone breathing)

当上述两个方法都没能完全去除逆转现象时,你可以使用锁骨呼吸法。这个呼吸法在大多数时候能够有效地平衡多层次的逆转。

它有五个呼吸步骤:

1. 深吸一口气,停顿数秒。
2. 吐出一半的气,停顿一下。
3. 再吐剩下一半的气,停顿一下。
4. 吸半口气,停顿一下。
5. 自然呼吸。

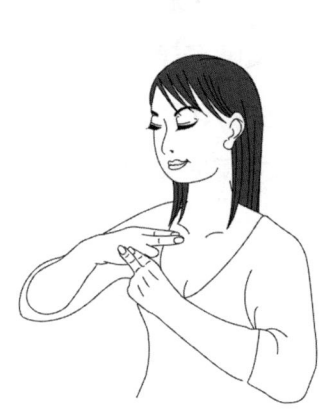

依序做上述的呼吸时,将右手的食指和中指指尖放在左边锁骨中央下方一英寸,同时以左手的手指轻敲这只手的手背三焦经的穴位 —— 位于无名指和小指指节之间(见图)。

然后,把右手移到右边锁骨下方一英寸,重复上面五个呼吸步骤,并敲打手背三焦经穴位。

接着把右手握成拳头,大拇指包入拳头里,把拳头的指节放在左边锁骨下方一英寸的位置,重复上面所有呼吸步骤,同时轻敲手背三焦经穴。做完再换移至右边的锁骨下方,进行同样的呼吸和敲打程序。

当你完成以上所有的步骤时,也就完成了二十次呼吸。而手指和指节的更换,也替换刺激身体能量的正负电极(见图)。

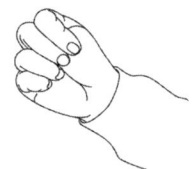 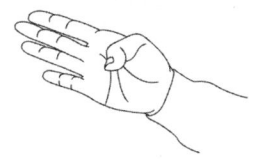 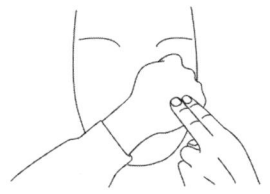

接下来,换左手,再重复进行上述全部的呼吸和敲打程序。

当你完成整个锁骨呼吸法时,等于做了四十次呼吸,同时因为三焦经得到充分刺激,你的血气循环、吸收与排泄都更有活力。

因此,汤普森说,敲打心理逆转点像是你在电脑上点选"刷新此页"(Refresh This Page)的选项,而锁骨呼吸法则形同重新开机,更新你的整个系统。她建议常年感到焦虑的人,或是有上瘾症、强迫症的人每天至少要进行三次锁骨呼吸法,来促进身心平衡。

珍妮·汤普森的"心理逆转"规则

汤普森提出的这个敲打规则简单又好记,它始于左手侧边,结束于右手侧边,把所有敲打的穴位连起来,像是一个三角形(见图)。

当逆转或紊乱出现时,你可以依序敲打下面穴位,每个穴位轻敲五次:

- 左手侧边(心理逆转点)
- 左手食指指尖内侧(作手刀时,面向你自己这边)
- 鼻子下方
- 嘴唇下方
- 鼻子下方

- 右手食指指尖内侧（作手刀时，面向你自己这边）
- 右手侧边（心理逆转点）

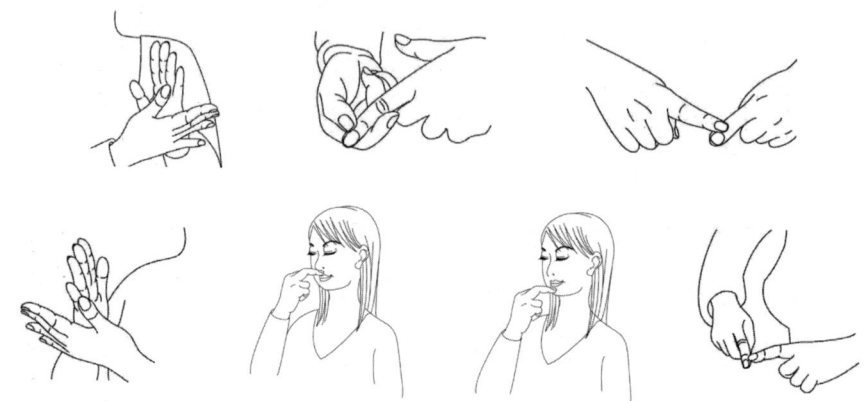

如果有多层次的逆转，则可以重复这个敲打程序几次，直到抗拒或焦虑完全消失。

日常中的阻碍现象

我发现在治疗过程，往往只要轻敲手的侧边便能够消除简单的心理逆转。然而，对于层次比较复杂的逆转，则锁骨呼吸法会比较有效，珍妮的方法则介于这两者之间，往往重复一两次，便让治疗能够顺利进行。

除此之外，也可以进行 TAT 来消除逆转或对于治疗的任何抗拒怀疑。

如今，清除这些阻碍疗愈的不同"部分"，或平衡能量紊乱的状态，已经成为我治疗过程里相当重要的一环。

在我书写这本书时，常面临心理冲突的现象。有部分的我抗拒着不想书写，不断分心去做家事，这时候我往往做锁骨呼吸法来平息躁动不安的那部分自己，才能坐下来专心写作。

注意内在的窃窃私语

TAT 并不特别谈论心理逆转，但是它的步骤里，有一个叫作"部分"的步骤，处理的是曾经从这个问题而得到好处的任何部分的自己，通常也正是这些部分会紧抓住问题不放。

许多人这时会讶异，执着于问题能有什么好处。

好处可多了，可以随时保持警惕，以免再度受到伤害；可以继续当受害者，把责任归到他人身上；可以停留在熟悉的过往，不必改变，不需要把自己推向生命的未知。

如果一个问题已经处理过许多次，却仍反复出现，疗愈进展看似停滞不前，塔帕斯建议我们回头仔细检视当事人内在禁止疗愈发生的想法，她称它们为"stoppers"。这些想法通常出现在当事人不经意说出来的话，诸如："这问题太久了，不可能解决的。""这问题太庞大太复杂，我没办法处理。""我已经习惯它了！""我已经尝试了所有的方法都无效！""就算改变了，效果也不会持久。"等等。

这些想法乍听之下好像随口说说，不足为惧，但这里的每一句话，都拥有阻碍疗愈的法力，必须要先消除之后，才能继续进行疗愈。平衡这些想法，最管用的还是 TAT。

除此之外，我们也可以问当事人，"当你想象你不再有这个问题的时

候,生活会怎样?"这个简单的句子有时候像是仙女的棒子,轻轻一点,真正的障碍原形毕露。我曾经得到的答案包罗万象,包括:

- 我就不能再和有共同问题的朋友们分享感觉了。
- 我会感觉很失落,好像有一部分的自己不见了。
- 我便得面对接下来更棘手的问题。
- 家人可能会排挤我,毕竟全家人都有这个毛病。
- 我怕会无法应付生活即将来临的改变。

有一个长年生病的个案,她担心若自己病好了,母亲就会不久人世,因为她相信年迈的母亲是为了照顾她才勉强活着,她的病成为母亲活着的动机。这么一来,折磨了母亲,也苦了自己。

疗愈必然伴随着改变,以及随之而来的责任,常常是让当事人却步不前的原因。上述的想法和原因一旦能够曝光,都可以使用 TAT 轻易地转变它。

继承而来的创伤和态度

然而,也有上述这些处理逆转或障碍的方法都无法奏效的情形。这是因为,我们的创伤、态度以及行为模式可以是遗传而来的。因此,问题不仅可以源自个人的经历,也可以来自家族、群体或部落的集体意识。[1]

---

[1]《心理分析的能量心理治疗》,第 218-219 页。

因此，如果一个家族都有同样的态度或思维方式，那么这个问题存档的地方极可能是在非个人的场域，而是在范围更大的家族场域，这时，能量场的紊乱或逆转则可能来源于此（请参考119页"肌肉测试"之"辨识沿袭自家族的问题"）。除此之外，你也可以肌肉测试你的族群（group）或部落（tribe）的场域，是否有逆转情形，是否允许你放下这些问题。

无论如何，这些潜意识的想法只要能够曝光，便能够释放，使用什么方法完全是个人的偏好。

因为能量心理学界这些前辈持续不断的临床实验与分享，也因为肌肉测试的出现，疗愈能够跨越狭隘的意识层面，直接针对潜意识所有顽固抗拒的部分来工作，彻底改变控制着我们的程序（programs）。正因为如此，疗愈的进程和影响力已经远远超越我们有限的认知。

或者应该说，我们对疗愈的认知，以及我们的自我觉察，正面临全面的瓦解与重建。疗愈起或不起作用，不再是一个简单的是非问题，而是个体意识、潜意识与集体无意识之间的角力，里面有说不完的故事。

这一切经得起检验吗？

> 创伤可以骤然发生，也可以迅速解除。我们的身体持续在准备要消除所有的折磨，以及因此而来的情绪和心理的不平衡。这个过程可以深入能量的层面，而这能量正是组织、彰显、形成我们意识底层的东西。当这个层面的疗愈发生时，患者会骤然明白，原有的问题或不舒服不再能够困扰他。
>
> ——詹姆斯·欧斯曼（James Oshman）

的确，在外人看来，能量心理学的介入疗法必然很诡异。

除了心理治疗所熟悉的谈话、曝光疗法（exposure）、重新建构认知行为外，时常还包含了对一般人相当匪夷所思的手法，像是数数、哼唱、敲打穴位、移动眼睛、碰触脉轮、道光、冥想等。这些手法的作用除了消解症状、平衡与重整能量场、降低情绪反应、平衡左右脑各部功能之外，有时也兼具催化自我反思、改变行为态度的功能。

能量心理学这把大伞，如今网罗了二十多种的介入疗法，其中最广为人知的是先前的篇章所介绍的 EFT、TFT、TAT。这些疗法固然手法互异，然而，它们大体分享一致的策略，那就是：在一个人谈论他的问题、感受到相关的情绪，或把焦点放在困扰之处的同时，使用这些介入疗法来调节当事人的能量场，以达到疗效。然而，能量是无形的、难以计量的，也基于这种种缘故，这些疗法并不容易用文字、语言来解释，于是对能量医疗不解的人士常将之斥为是毫无科学根据、无法检测的方法。

崭新的治疗模型

归根究底,这些误解源自于东西方不同的医病观念。能量心理学所呈现的是一个以能量为首的崭新的治疗模型,有它独特的方法学和哲学。然而,对于架构在西方认知传统的医疗体系而言,"精微能量"和"能量场"的存在与否是可疑的,可是,最令人头痛的是这些方法所展现的疗愈速度和力量,有时候像是在变魔术,完全违反传统医疗的进行逻辑。正因为难以理解,于是有些当事人会找其他理由来解释自己的好转现象,无法认可这是他所接受的疗愈所产生的尖端效果。

一般医学上认为最棘手的几种症状,诸如恐惧症、创伤后压力症候群、过敏症,在能量心理学却举重若轻。想想看,卡拉汉大胆宣称在五分钟之内能治好一个人的恐惧症,而 TAT 和 EFT 分别通过临床实验,证实经过短短几个小时的治疗,便能够卸除从战场返乡的士兵们经年积累的创伤后压力症候群。这些惊人的成效是现行的医学体系所无法解释或想象的,也因此招致一些既有组织的排挤和质疑。[1] 质疑当然是健康的,也是必要的。马丁·海德格尔(Martin Heidegger)不是说了吗,我们所有的诠释都以自己先有的价值坐标为基础。就人类整体文化的演进来看,对于新事物和新观念的抗拒排斥,不也总伴随每次的革新与突破?经验是难以传递的,科学的实证和解释总是远远落后于临床出现的成果。

想想看,印第安的萨满在施行能量疗愈几千年之后,有一天醒来,突然

---

[1] 参考道森·丘奇(Dawson Church)所著之《在你基因里的精灵》(The Genie in Your Gene),第 222 页。

发现量子物理学家坐在屋子里侃侃而谈,证明他们的疗愈手法的确有些科学根据。而在能量心理学的领域,第一代的研创者,譬如塔帕斯或卡拉汉等人,他们一开始未必能够充分解释他们的方法是如何起作用的,只是迫不及待分享自己在临床上的新发现。TFT穴位轻敲打的系统规则,并不是理论推算的结果,而是卡拉汉透过无数的临床案例,去芜存菁所归纳出来的有效公式。幸运的是,这次我们不必等个几千年,科学和灵性在二十一世纪已经愈走愈靠近了。

能量心理治疗的证据

近十多年来,EFT、TFT 和 TAT 这几个疗法所披露的大量成功案例,让我们看到,不仅是自我疗愈的个人使用者倍增,把这些方法整合于心理咨询、精神医疗甚至其他科别的治疗师和医生也与日俱增。因此,我想辟出一点空间,看看目前所呈现的一些临床的实例和系统化的研究成果。我的用意不在于说服那些紧抱自己价值坐标的怀疑论者,或是为我自己相信的东西辩护,而是希望大家借此看到这些方法的优势和可以使用的幅度,包括在大型天灾人祸之际它所可能扮演的角色。

目前坊间可以取得的资料大致来自三个方面,首先是这些方法的临床报告和个案故事,其次是系统化的研究观察与对照试验的成果。最后,通过最先进的科学仪器,我们可以立即检视这些介入治疗所带给身体的实质变化。因为篇幅的限制,我仅在每个项目中撷取少数代表性的例子。

临床疗愈的反馈

临床疗愈的反馈是目前资料最丰富的一环，它集结了治疗师的个案研究、自我施行疗愈的人和接收疗愈者本身的反馈。

光是美国能量心理学协会（Association for Comprehensive Energy Psychology, ACEP）的网站便记录了逾五千起的临床案例。EFTUniverse.com 的网站搜罗了超过五千则使用 EFT 成功的故事，并把个案细分为二十二个主题，从背痛到上瘾症，从焦虑到厌食症，你想得到的常见的问题大概都有报告。这大概是公众分享空间规划最好的一个能量心理学网站。

在 EFT 的官网（emofree.com）上，加里·克雷格以影像和文字并行，网站提供的许多 DVD，便收录了超过两百个 EFT 疗程，其中最令人印象深刻的是一个返乡士兵的故事。

这个士兵由于五十多次的战区跳伞经历，有严重惧高症，除此，他还经年受到"回闪"（flashback）和失眠困扰。尽管他接受了长达十七年的心理治疗，这些症状却依然如影随形。然而，在短短的五分钟 EFT 疗程之后，困扰他十多年的惧高症竟然完全消失了。为了检视疗效，治疗师请他走到三楼高的防火梯前方，他依然感觉不到任何焦虑。

TAT 网站（tatllfe.com）上也收录了上百则故事，无论是性侵、过敏、个人创伤或自然灾害导致的集体创伤，TAT 都发挥了迅速的疗效，而且通常是只经过短短一两次疗程，便改变了当事人的现况。有许多次，在我和个案第一次会谈时，便着手以 TAT 处理困扰了他们长达数十年的创伤，这些创伤包含亲人骤逝、强暴、虐待等等严重的打击。

如果你到 TFT 的博客逛一逛，便会发现所有心理治疗常见的议题，都有个案现身说法，它甚至对于受创的动物也很管用呢。我记得最清楚的是有匹很怕人（尤其是男人）的牝马，它因为马蹄太长，却无法修磨而很不舒服，不幸的是，当地唯一的兽医是个男的。兽医说必须让它全身麻痹才能为它修马蹄，但女主人不愿意冒这个险，于是采用 TFT。这匹马在主人对它施行 TFT 的创伤规则之后，立即全身放松，几乎睡着。它从此不再怕人，马蹄自然也顺利被修剪好。

几个系统化的试验

EFT 和特殊恐惧症

想不到吧！关于能量心理学第一个严谨的系统化实验发生在澳洲。二〇〇三年，心理学家史蒂夫·威尔斯和他的同事发表了一个针对 EFT 的疗效所进行的随机对照试验（Randomized Controlled Trial, RCT）。对象是一群其他患有特殊恐惧症的人，他们对昆虫及其他小型动物有特别的恐惧，老鼠、蜘蛛、蟑螂都是名列前茅的恐怖事物。他们选择比对的方法是"横隔膜呼吸法"，据说这个深呼吸的方法能够让身体极度放松来削减恐惧。实验对象有三十五人，随机分为两组，分别接受三十分钟治疗。为了做比对，这两组人都在执行方法时，重复诉说类似的陈述句子，譬如："我对蟑螂的恐惧。"不同的只是 EFT 这组人敲打特定穴位，而横隔膜呼吸组的人则进行深呼吸。结果证实，EFT 对于恐惧症的疗效远超过横隔膜呼吸法。而且，在六至九个月后追踪，仍然维持良好的疗效。

TAT 和长效减重

根据调查,美国人口当中超过 65% 的人有肥胖症。到底要怎么样才能够协助为数众多的美国人减重,一直是个难题。为了找到对付肥胖症最有效又经济的方法,凯瑟健康研究中心(Kaiser Permanente)在二〇〇七年斥资举行一个大型的试验,比照 TAT、气功,以及支持团体(Self-Directed Support, SDS)这三种方法对维持减重的效果。他们遴选 92 个人参与试验,这些人事先都减重三五公斤,然后随机分派到这三个团体之一,在 12 周之内,分别受训 10 小时。

六个月后进行追踪时,发现执行 TAT 这组人体重几乎仍维持原状,平均仅上升 0.25 公斤,支持团体那组人的体重则上升了 1.5 公斤。至于气功呢,大部分参与者说太难了,许多人半途而废,因此体重大幅回升。和其他两个方法相较之下,TAT 的简单、容易上手是很大的优势,因此深具推广潜力。

事实上,TAT 的"减重计划"(Weight Loss Program)深入浅出。它循序渐进地清理你的负面信念,过去发生的事故,还有触发饮食过量的一些习惯,因为我们常不自觉以食物来挡开尚未疗愈的创伤事故所带来的压力,所以一旦卸除这个压力的来源,通常便也消解了对食物过度的渴求。

南美洲的大型比对试验

截至今天,对于能量心理学最大型的比对试验出现在南美洲,由针灸医师侯健·安德烈医生(Joaquin Andrade)和他的同僚联合在阿根廷及乌拉圭的十一个诊所进行。参与试验的治疗团队是由 23 个医师、8 个临床心理师和2个心理健康咨询师、2个护士所组成。从二十世纪九十年代开始,这个试验跨时十四年,总共治疗了2.9万个罹患各式各样焦虑症的患者。治疗师们使用穴位敲打的方法(TFT或EFT)来比对原来既有的认知行为法和药物治疗,然后让患者自行评估效果。他们采用电话访谈的方式,来记录疗效。实验结果呈现,TFT和EFT的效果凌驾所比对的传统治疗方式。

除此,安德烈还对5000个患有各式各样焦虑症的人进行一个子试验,前后历时五年半。其中一半的人接受TFT治疗,但是不用药物;另一半的人则接受认知行为法结合药物的治疗。结果使用TFT这组人有90%清楚显示进步,而认知行为这组有63%;其中症状完全消失的案例,TFT这组高达76%,认知行为这组则是51%。一年之后追踪发现,TFT这组人焦虑症复发率比认知行为这组来得低。[1]

这个试验,证明了TFT通过简单的穴位敲打,对焦虑症的效果远甚于传统的认知行为和药物。我想,如果国家的健保单位愿意开始使用TFT,不仅可以节省许多医疗费用支出,还可以大幅增加患者治愈的机会。

自然灾难和战后创伤

早在二〇〇〇年,TFT的全球学会(Global Institute)便派出一组治

---

[1] 参考大卫・范斯坦博士(David Feinstein, Ph.D.)所撰写之 *Energy Psychology: A Review of the Preliminary Evidence*,第4页。

疗师到科索沃（Kosovo）救助战后难民。他们前后去了五次，帮助了105个人，处理的创伤合计249件。难民年龄最小的是4岁，最老的是78岁，他们所经历的创伤都很可怕，包括结队强暴（gang rape）、酷刑、亲人身亡、目睹大屠杀，甚至有些人本身便是参与军事行动的行凶者。

参与救治行动的其中一个TFT治疗师卡尔·约翰逊（Carl Johnson）是个临床心理师，他的专长正好是创伤后压力症候群。根据约翰逊的记录，在这105个患者当中，有103人被治愈；而在249起创伤记忆里，竟有247起完全得到平衡。所谓的"平衡"意思是，被治愈的患者回想创伤事件时，不再呈现任何后遗症反应。[1]

后来，约翰逊又返回科索沃四次，目的是训练当地的TFT治疗人员。他自己记录了189个工作对象，总计处理了547个创伤记忆。除了两个案例之外，其余的人都成功医治。追踪的结果，显示疗效还是相当稳固。

虽然上述这些记录，因为诊断资料不详尽、欠缺系统化的控制对照，而为人诟病；主要原因是，在战后灾区进行这样的试验本身就困难重重。然而，高达98%的成功数据，依然令临床医师雀跃不已。

约翰逊接下来在刚果、南非都进行了类似的救助行动。

还有一个在卢旺达大屠杀之后针对受创青少年的疗愈研究，[2]由约翰逊的同事，心理学家沙凯依（Sakai, C.）负责。在二〇一〇年，他们从188个在大屠杀生还的孤儿当中，遴选创伤后压力症候群最严重的50名少

---

[1] 南美洲试验的详情请参阅：http://www.bmsa-int.com/2013/09/24/the-south-american-studies/
[2] 沙凯依的卢旺达研究试验，http://www.ncbi.nlm.nih.gov/pubmed/20828089

年。这些人在大屠杀已经过了十二年之后，还有梦魇、尿床、具侵略性、无法专心等典型的后遗症，严重程度都远超过美国精神医学会所认定的官方标准。[1] 这些青少年在接受单次的 TFT 治疗之后，重新接受评估，结果只剩下 6% 的人还符合这些后遗症的指标。TFT 的单次疗效叫人不可思议，想想看这些和梦魇缠斗了十多年的青少年，在简单的穴位敲打治疗之后，终于能够挥别过往，安稳睡觉和生活，令人不得不再度感谢卡拉汉的发明。直到如今，TFT 的联合组织仍持续在卢旺达进行救助和训练。

从上述的记录和最近的报告，我们看到能量心理学的介入治疗，在世界各地大型灾难过后的救助和心理重建，逐渐扮演相当重要的角色。

印尼、墨西哥、尼加拉瓜、委内瑞拉、哥伦比亚的救灾组织，分别在水灾、地震、山崩等等灾难发生之后，教导成百上千的灾民使用 TAT。TAT 的基本法则也纳入前线救灾人员的训练守则里。

海地大地震后，EFT 治疗师琼－米歇尔・古海（Jean-Michel Gurret）接受慈善机构的邀请，到灾区教导灾民们使用 EFT。在纪录片里，我们看到一个丧失双亲的 10 岁孤儿抱着泰迪熊，对它进行 EFT（以熊来替代自己作疗愈）。她原来僵滞的表情，慢慢舒展开来，绽露腼腆的笑容。[2]

每次读到这些试验结果，都想，应该把所有的救灾组织集合起来，训练救灾人员使用 TFT、EFT 和 TAT。这些强而有力的介入疗法，不仅让救灾人员能够帮助生还者，它也同时帮助了救灾人员本身释放创伤。二〇

---

[1]　这里根据的是美国精神医学会出版的《精神疾病诊断与统计手册 IV-R》(*The Diagnostic and Statistical Manual of Mental Disorders IV-R*) 所界定的标准。
[2]　关于海地的 EFT 救助短片，可以上 YouTube 观看：http://www.youtube.com/watch?v=n4SkXvDVjRQ，也可以键入关键字 "Jean-Michel Gurret Haidi" 搜寻。

一三年初，我受邀到高雄的社会卫生局教授一群社工使用TAT。其中有几位社工负责偏远山上的地震灾区。他们说每次开车回灾区辅道，经过迂回的山路都心有余悸。经过TAT的治疗，这几位社工都释放了长久以来的焦虑。其实，需要心理重建的不仅是受难者，救助者也常背负沉重的创伤和压力。

脑波和心跳

前述主持南美洲试验的安德烈医生在进行比对试验的同时，以脑电波记录（EGG）追踪焦虑症患者在获得治疗前后的脑波变化。

我看这两组对照的脑波图很有趣。一般正常人的脑波扫描呈现均匀的深蓝色，而焦虑症患者的前脑和中脑部分却有很多红色和粉红色区块，只有在后脑呈现很小的蓝色区块。这位患者在四周的TFT治疗期间，脑波逐渐产生明显变化。随着治疗次数的增加，他脑波图里的蓝色区域开始增加，而红色区域逐渐缩小，蓝色区块从中脑的部分慢慢扩散取代红色。在第十二次治疗之后，脑波扫描大致呈现蓝色，红色与粉红色区块都不见了，十分接近一般人的脑波应有的状态。

除此之外，安德烈还比较了两组接受不同治疗的焦虑症病人的脑波反应；一组使用药物控制，另一组施行能量心理学穴位刺激的疗法。虽然两组人的焦虑都在治疗之后明显下降，但是从脑波记录来看，使用药物这组人的脑波并无显著变化，而使用能量心理学这组人的脑波则变化相当明显。两相比较之下，我们知道，药物不过是暂且抑制症状，并没有解决问题的根本。[1]

其实还有许多没有对照组的试验研究都很有意思。它们从不同的角度证明能量心理学的介入治疗对于看牙医的焦虑、运动员的表现,甚至改善视力,都很有成效。可惜的是,大多数的试验都还是以 EFT、TFT 为主要研究方法,只有极少数是针对 TAT 或其他能量介入疗法,至于这些方法之间的比对试验,至今仍严重缺乏。弄明白这些方法对于不同症状所产生的成效差异,这是有待努力的地方。

---

[1] 这个试验的脑波扫描图像,请看: http://www.innersource.net/ep/epresearch/6.html

疗愈的变迁

> 我认为未来的疗愈会把重点放在健康安宁,而不是放在疾病。我预测我们看见的健康会更趋向身心一体的健康;因此所谓的健康不仅是实质的身体,还包含心智、情感以及灵性自我,这一切都将通过身体来表达。
>
> ——卡坦丝·帕特

能量心理学的演变

二〇一三年五月,乍暖还寒,春天来得特迟。我裹着毛衣围巾,走在比利时首都布鲁塞尔街上,循着手上 iPhone 的地图,前往能量心理学研讨会 Healing-Highrise。沿途,经过许多新旧建筑比邻而居的住宅区,五颜六色的郁金香在街道两旁盛放。布鲁塞尔很特别,是少数把新旧房子融合得恰到好处的城市;旧建筑有风采,新建筑有朝气,相得益彰,毫不勉强。研讨会坐落在东南边一个文化中心,邀请了老一辈的能量心理学研发者和新一代的革新者。

十五年前,加里·克雷格邀请来自世界各地的心理学者及治疗师齐聚加州,和大家分享当时才诞生的 EFT 以及几个光芒初绽的能量心理学方法。那时候"能量心理学"这个名词甚至都尚未出现呢!当年的克雷格意气风发,他很笃定地宣布:"新的疗愈形态就要兴建高楼大厦(high-rise)了,我们现在正站在第一层楼。"这些人受了启发,回去各自咀嚼反刍,于是能量心理学以更新的面貌在世界各处落地生根，开枝散叶。

十五年后，这些第二代的革新者汇聚为能量心理学的新潮流，在这次的研讨会上领衔演出。通过琼·迪堡（John Diepold）、桑迪·雷多斯基（Sandi Radomski）、威廉·拉默斯（Willem Lammers）、西尔维娅·哈特曼（Silvia Hartmann）、大卫·雷克和史蒂夫·威尔斯这些疗愈者或心理咨询师精彩的演说和示范，我看到了能量心理学这些年来的演变和动向。我感觉我们已经站在这栋大厦的第二层楼了！

在相当程度上，能量心理疗法更密切地融入传统心理治疗里，然而，别开生面又自成一格的新方法学也相继出现。

首先，穴位的运用逐渐脱离了原先 EFT 或者 TFT 的特定穴位，新的穴位出现了。史蒂夫·里德（Steve Reed）的 Remap 引进六个新的舒压穴位，在研讨会当中颇受欢迎。[1] 还有，手指尖的穴位也被广泛采用。来自澳洲的雷克和威尔斯在咨询时，便要他们的治疗对象在谈话时不断以自己的大拇指轮番敲打所有其他手指指尖的穴位。他们把这个比 EFT 更简便的穴位刺激法，称为 SET（请参考 78 页 "情绪释放的技巧——EFT"）。

穴位不再是疗愈的必要条件

然而，穴位究竟是否为治疗的必要条件？这些年来也有争议。迪堡、雷多斯基、拉默斯、哈特曼这些人已经不再采用穴位或经络。这些人的方

---

[1] 史蒂夫·里德的网站上提供了 Remap 的工作手册，参见 http://remapinstitute.org。

法学大致来说涉及以下几方面：利用语言的力量下达指令给无意识，输入新的正面信念，使用心的能量来转化问题和情绪，与更高的灵性自我（higher self）连结，重整讯息场里错置的能量断片等等。其实，开创 BSFF 的拉瑞·尼姆斯早在十多年前便不用穴位了。这位能量心理学界的耆老认为："所有心理问题的症结不在经穴，而是在无意识所写入的程序。尚未消解的情绪和信念会储藏在我们的无意识层面，继续引发自动反应，直到我们释放它们。"尼姆斯的 BSFF，我十年前在布莱顿的能量心理学研讨会上便体会过，他可以说是意识疗法的先驱。这些年来，他不断改善 BSFF，推出更周全精良的版本。这位老先生虽然视力衰退，需要别人搀扶上台，然而一谈到他所热爱的疗愈方法，热情依然不减。

疗愈和灵性融合为一

不过，桑迪·雷多斯基却跨入比无意识更深的灵魂意识去进行疗愈。她提出一个深具创意的五步骤疗愈法则，叫作"请求和接受"（Ask & Receive）。她相信我们的高层心灵（即一般所谓的"真我"或"高我"，灵魂意识），这部分的意识体拥有所有的资源，它知道我们的困难从何开始，也知道如何解除它、疗愈它。这个"真我"，即是一般灵性学所说的"与宇宙万物合一"的灵性意识体，这是相对受限于狭小自我认同的"小我意识"（Ego）。雷多斯基此举彻底扭转了疗愈的焦点和进行方式，她不再专注于创伤的释放，而是着重于与内在的"真我"意识连线来执行转化的任务。譬如说，你有习惯性的焦虑行为，一般的能量心理学方法（EFT 或 TFT），会使用穴位敲打来降低这个容易焦虑的倾向，或是去疗愈造成这个倾向的过去事件，雷多斯基则反其道而行。她邀请你以意念与内在的真我取得联系，因为这部分的意识已经知道如何放下焦虑，接下来是请你的"真我"把这个"know how"的知识传递下去，教导其他部分的你该怎么做。借由五个简单的步骤，下达指令，让"真我"把讯息传递给你的身体、心智和心灵，直到你所有的部分都知道如何放下焦虑。

雷多斯基这个出发点把疗愈推进全然不同的层次。她甚至使用这个方法疗愈婴儿在母亲怀胎期间、出生过程或襁褓时所遭受的创伤，包括婴儿还在母亲子宫里所承袭自母亲的议题和负面想法。[1]

聪明的她把这一方法的简易步骤印在自己的名片上发给大家，名片上有她一头卷发的大头照，真是高明的行销。这张名片好比一个高次元的通行证，它通向无边的疗愈资源，而且可以无限次使用。近来，我自己在疗程当中，不管使用的是什么介入疗法，经常穿插使用雷多斯基的这一方法，因为它能够在极短的时间赋予当事人大量的资源，这时候，他们对面对问题的自信会油然而生。有个已经和我工作了一年的个案 A，个性上的弱点一直是她的致命伤，一遇见比较强势的人，她会变成情绪化的受害者，无法顺畅表达自己的意见。当我使用"请求和接受"消弭她在婴儿时期形成的所有负面想法之后，A 的进步非常显著。她开始有勇气去回应或挑战亲近之人对她不合理的要求，而她和父亲的关系也好转了。

雷多斯基的做法，用今天大家比较容易明白的术语来解释就是，她直

---

[1] 参考雷多斯基所撰写之 *Heal Our Baby Protocol*。

接把你的生命所需要，但是欠缺的认知、感觉或行为从云端下载，只不过下载的资料来源不是衔接到电脑的云端，而是你自己最高层次的灵魂意识——相当于另一个层次的云端。这个下载的先决条件是信任每个人都拥有最高灵性的层次。在这个本质的层次上，每个人都能够连结集体意识的能量讯息场，以及你个人的心灵所有积累的智慧，于是，面对任何情况，你都有办法去应对，也知道该怎么做。

有一天午休，我正在研讨会会场的书摊浏览，才拿起一本书，身后就有个男人以低沉的声音说："这本书很棒，因为是我写的。"我一惊回头，原来正是《心意综合法》(Logosynthesis)作者威廉·拉默斯，他俏皮地对我眨眨眼。这个瑞士的临床心理学家认为，我们一切问题的来源，都是由于有一部分的能量错置，或冻结在某个时空当中，不再流动。所以，我们必须将自己分离散落的能量碎片"召回"，才能恢复我们的完整性；也必须将别人滞留在我们身体和场域里的能量碎片都释放，让它们物归原主。如此一来，我们的能量就能够恢复通畅。

拉默斯和雷多斯基一样，都相信疗愈必须和更高层次的灵魂意识取得连结。通过高我的协助，我们所意图疗愈或改变的事便可以快速完成。

从这个趋势看来，疗愈和灵性不仅是并肩同行，简直就是相濡以沫，逐渐融为一体。如果疗愈就是在修复因为创伤而分裂的能量场，召回并整合所有分离散落的部分自我，使自己恢复完整性（wholeness），就这个层面来看，不也正是灵性的转化？所谓灵性的修持或静心，不就是通过观想、反思与觉醒，对自己的过往不断接纳、放下、重整的疗愈历程？而且，如果直接下载灵魂意识清明的智慧，能够协助我们放下过往创伤所造成的负面影响,这不正是瞬间启动的开悟之光?

心的能量和呼吸

然而,在整个研讨会中,最让我惊喜的还是心理医师琼·迪堡所提出来的"心的辅助疗法"(Heart Assisted Therapy, HAT)。[1] 迪堡使用心的能量、陈述意图,伴随呼吸调节来进行治疗;这个方法可以轻易地与传统的心理咨询结合,因为它让当事人能更深入内心去觉察和转化问题,而且它没有繁复的穴位敲打程序,不过就是要你把双手叠放在胸口(心的位置),观想问题,然后深呼吸。这对一般人是个很自然的动作。

我们都知道,呼吸是带动生命力最自然的媒介,但是很少有人知道,心的能量电磁场是所有器官里最强大的,在身体周遭两米内都可以侦测到心的能量。当我们还是胚胎的时候,心是最先开始运作的器官,而且日后它依然持续将讯息通过心跳的节奏(共鸣)传递给身体每一个细胞。美国有个钻研心功能的机构叫HeartMath。他们的研究指出,我们的情绪事实上显现在心的节奏模式里,而且情绪的频率会调节并影响心的场域。于是,负面情绪,例如沮丧或敌意,若持续下去,势必导致心的毛病,影响身体健康。

说穿了,我们的身体持续地接受每个心跳、每个呼吸,以及我们所经验的每个情绪影响。

---

[1] http://heartassistedtherapy.net/About_Dr_Diepold.html 网页里有许多关于这个方法的研究及文章。

迪堡所使用的陈述句与 EFT 类似，也分成上下两部分，譬如你所要处理的问题是"儿子的行为让我十分困扰"，你可以说："在我心深处，我爱和接纳我自己，即便我儿子的行为让我很困扰。"陈述的同时把手交叠放在心轮，接着进行深呼吸。原本令人相当困扰的问题，通常在双手位置交替几次后，困扰指数便迅速下降。我发现，光是把双手交叠放在心轮去观想问题，这个姿势本身便带给人相当大的稳定力量，再加上深呼吸的作用，再大的情绪也瞬间沉淀下来。这个方法看似温和，实则潜力无穷。

　　迪堡原本就是心理治疗师，也是第一批接受 TFT 训练的人。他头发花白，温文儒雅，是个迷人的绅士。他的方法一如其人，也是温文儒雅，像是在和个案一起做冥想静心。有一天和他共进晚餐，他告诉我，这两年来，他舍弃比较机械式的穴位敲打，而采用"心的辅助疗法"，因为这个疗法结合了他所娴熟的传统心理治疗和能量法则，治疗师通常和个案一起把手也放在自己胸前（mirroring）来加深彼此的连结，他喜欢这样感觉融洽的工作方式。

　　俗语常形容一个人的最佳状态是"回到中心"，有些灵修传统甚至专注于培育心的神秘力量。没想到，如今在实际的心理治疗当中，心的力量竟开始占一席之地。

各擅胜场的疗法

　　接下来，我们不禁要问：能量心理学的方法有那么多种，有些使用穴位，有些使用意识，有些则使用穴位加上意识，还有些使用心的能量，到底在什么情况下要选择什么方法呢?

没有人能够知道确切的答案。

每一个方法的研创者总会宣称自己的方法适用于所有的情况。然而事实上,大多数我所认识的治疗师,包括我自己,经常会在几个娴熟的方法之间穿梭,凭借直觉以及和当事人之间的默契来决定每次使用的治疗方法,以达到最好的效果。每个人的能量体系都是独一无二的。有些人对某些方法反应特佳,对另一些方法则无动于衷,毫不来电。只有通过实际的使用与当事人的反馈,才能够找到最适当的工作方法。

疗愈本来便是多层次的活动效应。

归根究底,我们究竟是在哪个层次施行疗愈呢?是身体,能量场,情绪,或是心智,心灵呢?

我们所以为的身体这个"实体",真的如我们所见吗?

海森伯格(Werner Heisenberg)并不这么认为。[1]他发现,就连构成物质单位最小的原子,也找不到实质的属性。意识才是一切存在的基础。物质(matter),也是意识在众多可能性之中做出的选择所造成的结果。

因为提出量子理论而获得诺贝尔奖的物理学家马克思·普兰克(Max Plank),在一九四四年便说出这样的预言:"我毕生对于原子的研究结果告诉我:根本就没有物质这回事!所有物质的源起和存在,来自于一个力量,是这个力量让所有原子的粒子产生振动,并且在此刻的太阳系让这个原子凝聚在一起。我们不得不假设,存在于这个力量背后的是一个意

---

[1] 海森伯格(Werner Heisenberg, 1901-1976)是德国物理学家,他发现量子物理作用原理,曾获诺贝尔奖。

识，而且它是有智力的心智。这个心智是一切物质的母体（matrix）。"

量子物理的确刷新了我们对物质的认识。

爱因斯坦有句名言："能量是掌管一切物质的中介。"

丹麦物理学家尼尔斯·博尔（Niels Bohr）的说法更玄妙了："所有我们认为是真实的东西，都是由我们不认为是真实的东西造成的。"

既然我们的身体本质上并不是物质，控管物质的其实是非物质的能量或意识，那么把身体当作物质来医治的现行医疗体系，可以达到什么效果？把身体当作机器来维修的牛顿时代医病观，还可以走多远？

讯息疗法

人类的身体基本上是有着精密结构的讯息场。

澳洲医生彼得·弗雷泽（Peter Fraser）所看到的身体是个巨大的讯息系统。这些层层叠叠的讯息场有次序，有结构，它们可以和能量交换，与我们七十兆亿的细胞互通有无。[1]

所以说，讯息是能量，能量也是讯息。诚如宇宙的讯息场正在引导整个宇宙自然的前进，生物的讯息场（bio-field）也正在引导生物的生长。依此类推，不难理解弗雷泽的观察。人体的讯息场，就像是软件程序，我们的器官则是硬件；是软件在操控着硬件的运作。

弗雷泽说，混乱的讯息会导致疾病。一旦身体讯息场不再有扭曲的讯

---

[1] 参考费瑟和马赛合著的《解码人体场域》（*Decoding the Human Body Field*），第九章。

息,你体内的化学反应会变得正常,生理机能也会恢复作用。因此我们若能够以正确的讯息,来矫正能量场内混乱的讯息,就可以恢复健康。

基于这个原理,费瑟和电脑程序软件工程师哈里·马西(Harry Massey)合作,发展出一套系统,叫作 NES(Nutri-Energetic System),这套系统通过一个类似滑鼠板的仪器扫描你的手,来侦测你的整体生物能量系统,辨识哪个部位的场域虚弱,需要补强。然后,治疗师给你所需要的载有正确讯息的小瓶"讯息药剂",每天和水服用,来增强那特定部位的能量驱动(energy drive)。这是讯息疗法结合生物科技的新疗法。

我自己曾经尝试过 NES 疗法,那软件设计得十分精妙,它把身体区分为十六个能量驱动部门(driver),肌肉组织神经细胞、心肺脾胃各类器官都是个别的能量驱动部门。一次诊断之后,电脑便会输出洋洋洒洒数十页的健康分析报告。那次,它也果真测出我的脾胃虚弱等等常年的毛病。我依循指示,乖乖服用六个小瓶讯息药剂。一个月之后,的确感到精神体力都有改善。

目前大家比较熟知的顺势疗法(Homeopathy)和花精疗法(Flower Essence)都是讯息医疗的一种,其目的都是针对身心需求,以讯息频率来调节我们的精微能量场。

光和声音的振动疗法

振动频率疗法(Vibrational Medicine),一般是指刻意使用特定的频率来影响或抵消另一种频率,使身体恢复平衡状态。现行的医学体系里,激光以及超音波技术也是这个范畴的产物。在另类疗愈里,声音和光是最常用来改变和调整一个人频率的媒介。

"了解了声音的秘密,也就了解了宇宙的秘密。"苏菲大师音那雅·康一句话,道出声音的神秘力量。

苏菲的冥想练习里,使用许多声音的练习来转化意识,达到更高层意识(higher consciousness)的境界。人声本身是最具可塑性的乐器和疗愈工具。当我们发出声音时,全身每个细胞都受到震动调谐,而且不同的母音和音高会启动不同的脉轮,使失衡的脉轮恢复活力。萨满和原住民的疗愈者,老早就明白声音的秘密,他们借由吟唱、鼓声、锣声或其他乐器来净化身体,排除毒素和疾病。在远古的希腊,毕达哥拉斯也使用对病患朗诵优美的诗篇来治病。朗诵可不是随便念念书,而是高明的声音治疗;他教导学生有技巧地调制声音、搭配愉悦的节奏来朗读,使倾听的病患身体和灵魂能够同时恢复平衡。说真的,如果能够回到希腊时代,我只有一个心愿,就是听毕达哥拉斯朗诵诗篇。

我们大概都体会过,当一把乐器在一个大师手下奏出和谐的乐音是多么撼动人心,甚至能够瞬间把我们的存在提升到更高的境界,也就是更崇高的秩序与和谐。

声音疗愈专家汤姆·肯庸(Tom Kenyon)发展出一套声音治疗的方法。他教我们以意念(讯息)和声音(振动)结合来消解病况所聚集的能量,然后再以另一组声音和意念结合来输入正向的讯息,让患者重返健康。肯庸的工作原理和萨满的古老疗法雷同,不过他把这个原理系统化,让不是萨满的你我等人都可以学习使用。这是整合讯息疗法和振动疗法的疗愈。

我曾经使用这疗法,帮助一个个案 K 释放困扰了他大半辈子的愤怒。在这之前我们已经尝试了所有我知道的能量介入疗法,虽然有很大的进展,但就是无法彻底消除 K 的愤怒。原因在于 K 是个虔诚的佛教徒,宗教戒律使他对于自己的负面情绪有很深的抗拒。一直到我们开始使用声音,他压抑多年的深层情绪才终于出现。我带领 K 从微小的叹息开始,慢慢表达出储藏在腹部的情绪。谁知本来瘦小腼腆的 K,最后发出对父亲愤怒的吼叫,几乎把工作室的屋顶掀翻。更神奇的是,那次疗程结束后,K 站起跟我道别时,我发现他变高大了。

"不同的情绪状态,会触发人体释放不同的胜肽,而这很可能会造成瞬间,甚至量子全面性的改变。这改变不仅会发生在意识层面,还会发生在行为、记忆,甚至体态上。"[1] 刚读到卡坦丝·帕特这段话时,我半信半疑。然而,在目睹 K 瞬间"长大"之后,我不得不服气。

声音在此就形同一种能量的药方,迅即影响人体的各个层面。

为什么声音具有这样的影响力呢？辛蒂·戴尔说:"因为水传递声音的速度是空气的四倍,尤其是我们的身体有七成是由水构成的。声音传送治疗性振动的速度,远比其他方法来得快。"[2]

"声音是以波的形式移动,然后会创造场。"她进一步解释其运作原理,"特别的声音会透过分子进出或穿透身体,而分子就像信息的转运点。一个分子可以接收脉波的振动,然后将振动传送到四周,这也说明为何声

---

[1]《希望感觉良好？你需要知道的一切都在书里》,第 187 页。
[2]《精微体》,第 269 页。

音可以塑造或改变身体和身体的场。"[1]

因此，许多疗愈者喜欢使用水晶钵或颂钵来清理我们的光场，泛音吟唱也可以让身体恢复和谐。

近年来，科学也在振动治疗的演进中扮演重要的角色。

美国科学家托德·欧弗凯第（Todd Ovokaitys）研发出的新激光电磁波共振技术，据说可以制造出精致的分子共振来增进生物的活力和化学反应，不仅可以治病，也可以促进养分的吸收。欧弗凯第也曾使用最先进的激光技术来治疗HIV。他抽取HIV带原者的血液，使用精准的激光光频来抵消HIV带原者原有的血液里病毒的频率。之后，再把这部分处理过的呈现健康的血液注射回带原者身上。于是，这一小部分健康的血液立即引起连锁效应，颠覆带原者的病情，使他在短时间内恢复健康。数年前，我在伦敦一个关于"场域"的研讨会上，聆听欧弗凯第的报告之后，一直忘不了这个使用激光来治疗HIV的事，但也一直不明白为何这么有效的方法没有被医疗单位大量研发采用。

弗里茨－艾伯特·波普（Fritz-Albert Popp）和哈尔·普索夫（Hal Puthoff）博士发现，事实上，我们全身内外都浸浴在光场之中，而细胞和细胞之间是通过光在交谈。光显然可以促进细胞之间传递能量分享讯息，协助身体自愈的功能，也能改变我们体内的生物机能和化学作用的速度。诺贝尔奖得主艾伯特·圣－盖奥若吉（Albert Szent-Gyorgyi）的研究发现，有些颜色的光甚至可以让体内酶的效能足足增加五百倍。

---

[1]《精微体》，第270页。

而彩光治疗的关键,就在于使用正确的光或波长来减轻病情,促进身体的修护愈合,甚至逆转老化的迹象。例如,蓝光可以治疗季节性的情绪失调,而紫外线则能够抑制细菌和病毒复制。[1]

想法和意识的疗愈力

不只是声音或光的振动具有疗愈的力量,我们的想法与观感,也携带能量的模式(energy pattern),能够瓦解问题、疗愈疾病。

"意识是疾病或复原的关键,心智与身体之间的交互作用全仰赖意识斡旋。"迪帕·恰普拉这句话看来是在为"意识疗愈"的方法学背书。[2]

立普顿在《信念的力量》一书中,反复陈述的重点便是:"我们的信念掌控着我们的生物学。"他的意思是,我们对于环境的观感(perception),我们对这世界的想法和感觉,正在控制我们的行为。我们的身体会据此来选择性地启动某些基因,甚至改写基因来顺应我们的观感。

我们的想法所带动的影响力,决定于我们赋予这个想法的强度和时间的长度。我们所说的每句话,我们使用的字也都会牵动想法的力量。这也是为什么,我们的意图、信念、祈祷和冥想,对健康有很大的影响。当你很清楚你要什么,而且你相信你的索求会得到回应,宇宙必然将依此运行。

所以,我们的责任便是为我们自己的观感和信念负责。我们无法选择什么事件要发生,但是我们可以选择如何对待所发生的事。

---

[1] 《精微体》,第 236 页。
[2] 迪帕·恰普拉为《量子医生》写的前言,第 10 页。

"意识"是深刻又神秘的存在。当我们改变意识状态，我们便改写我们的存在。我看到疗愈正在阔步迈向讯息疗法，振动频率将会成为医药，或许"意识"在不久的将来会成为医师的处方笺。

疗愈不同层次的意识

量子物理学家勾子瓦米（Amit Goswami）写了《量子医生》（Quantum Doctor）一书，探讨疗愈的不同层次和面向。[1] 他将人体区分为五个层次的意识体，这些意识体像是俄罗斯娃娃那样，一个套在另一个里面，由小而大依次为：身体感知、能量感觉、心智想法、超心智直觉、不受限的精神意识。他认为就算是呈现于身体层面的疾病，它真正的起源依然可能是在其他层次。譬如有人受伤了，唯物主义者会认为这是身体层次的问题；然而，若外科医生动了手术后，这人依然没有复原，这时候极可能是他能量场里的健康蓝图出了问题，导致受伤的器官组织无法顺利再生。这种情形，就得使用能量医疗来平衡（譬如针灸），或从心智的层次去转化某些遭到扭曲的观念。

疾病可以在身体层次呈现症状，在能量层次让你感觉不舒服，在心智层面教你感觉困惑不对劲，进而在超心智层面觉得自己是孤立的。为了要得到全面的疗愈，这些层次都得纳入考量。很多时候，我们同时得针对不同的层次进行疗愈才行。从传统医疗到针灸草药到能量意识的转变，这些

---

[1]《量子医生》，第 68-69 页。

方法的差异源自于它们是针对不同层次在工作。

有时候，疗愈其实更像是一个灵修的过程。每个生命在每个阶段的进化，自然会引领我们去寻求方法以疗愈自己此刻能够接纳的层次。我一再发现，当一个人的意识开始觉醒、变得成熟、有更包容的世界观时，他疗愈层次也随之变化，变得深刻、丰富、瑰丽，好像整个宇宙随之起舞。这个人或许仍然拥有同样的身体、工作、情感关系，然而，他对于这一切的经验却和先前有天壤之别。

在量子物理学里，有个很引人注目的实验，叫作"双重裂缝实验"（double-slit experiment），为了要确定光子的本性究竟是"波"（wave）还是"粒子"（particle）。有意思的是，光似乎"了解"实验者的企图，当这实验的设计（单一裂缝）是来读取光的"粒子"本性时，光会表现得像是粒子。若这实验是用来观察光之所以为"波"的本性（双重裂缝），则光会很配合地表现得像是波。对于这两种并存的现象，科学家不得不宣称光子既可以是流动如水的波，也可以是固着的粒子，波和粒子都是光的属性。[1]

事实上，科学家们后来发现，不仅是光的属性如此难以捉摸，我们物质世界里所有的东西都同时具有"波"和"粒子"这两种属性。就连我们人也是一直在这两种属性之间游移。

苏菲先师维拉雅（Pir Vilayat）形容人的意识就如同钟摆，一端的意识是瞬息万变，随着进化过程不断转换，这部分自我常饱受压抑和限制；另一端的意识则是恒常不变，超越生死，这部分高层心灵体会存在是无限的，是

---

[1] 《解码人体场域》，第 46-49 页。

自由与宁静。大多数人的挫折与痛苦来自我们忘了钟摆还有着另一端,忘了我们的本质是神圣的存在、灵性的化身。我们既短暂易逝,我们也永生不息。身为人的我们,其实永远在这两边摆荡。[1]

立普顿从研究最尖端的细胞膜力学而开悟,他兴奋地发现,原来基因并不能操控我们,生命掌握在自己手中。卢波特·谢瑞克从生物形态场域看到,我们的生存与进化其实是仰赖于更大的讯息场的交流而来;换句话说,我们的意识、我们所传播的讯息,并不会随着肉体的死亡而消失,它还是永久存留在虚空中、在云端里。我们的能量与意识是不朽的。由量子物理的世界望出去,物质与能量是缠绵纠葛,万物皆有灵,宇宙亦合一。最新的科学与灵性的洞见像是两条河流汇聚成新的大川,疗愈也在这样的结合之下呈现新的气象。

我喜爱我自己疗愈的旅程,也喜爱伴随别人走他的旅程。在别人身上我常看到自己;自己的过往和未来不断在别人身上排演,好像有无数个平行的宇宙同时进行着。在生命的终极,在世界的尽头,在宇宙星辰浩瀚的深渊,我既是一切,而我也什么都不是。

我和正在阅读的你,通过这本书已经有了交集。

是的,我们的意识已经彼此渗透,我的世界必然有你,你的世界必然有我。

---

[1] 参考维拉雅的著作《觉醒》(*Awakening*),第 4-5 页。

图书在版编目（CIP）数据

原能量：穿梭时空的身心疗法 / 王曙芳著 . —宁波：宁波出版社，2016.5
ISBN 978-7-5526-2271-3

Ⅰ. ①原… Ⅱ. ①王… Ⅲ. ①精神疗法－研究 Ⅳ. ① R749.055

中国版本图书馆 CIP 数据核字（2015）第 237783 号

版权合同登记号　图字：11-2015-128
《原能量》中文版权©2014，王曙芳 / 著
简体中文版权经由心灵工坊文化事业股份有限公司授权宁波出版社在中国大陆地区独家出版发行。

原能量：穿梭时空的身心疗法

王曙芳　著

责任编辑	陈　静
责任校对	朱璐艳
责任审读	王　丹
装帧设计	金字斋
出版发行	宁波出版社
地　　址	宁波市甬江大道 1 号宁波书城 8 号楼 6 楼
邮　　编	315040
编 辑 部	（0574）87259609
市 场 部	（0574）87286804
印　　刷	浙江新华数码印务有限公司
开　　本	710 毫米 ×1000 毫米　1/16
印　　张	12.75
字　　数	150 千
版　　次	2016 年 5 月第 1 版
印　　次	2016 年 5 月第 1 次印刷
标准书号	ISBN 978-7-5526-2271-3
定　　价	35.00 元

版权所有，翻印必究；如有印装质量问题，请拨打 0571-85155604